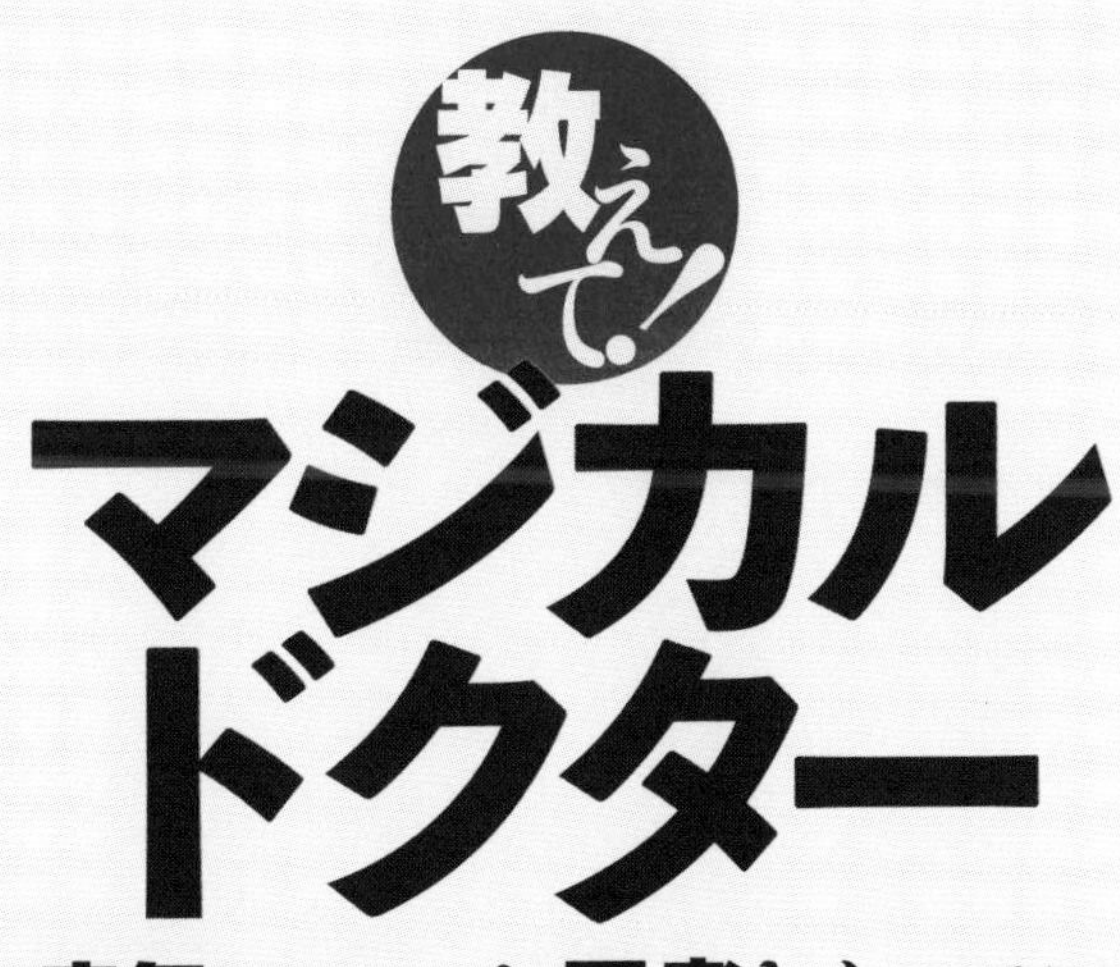

病気のこと、お医者さんのこと

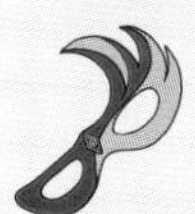

医師・医学博士 大塚篤司（おおつかあつし）著

漫画家 油沼（あぶらぬま）画

丸善出版

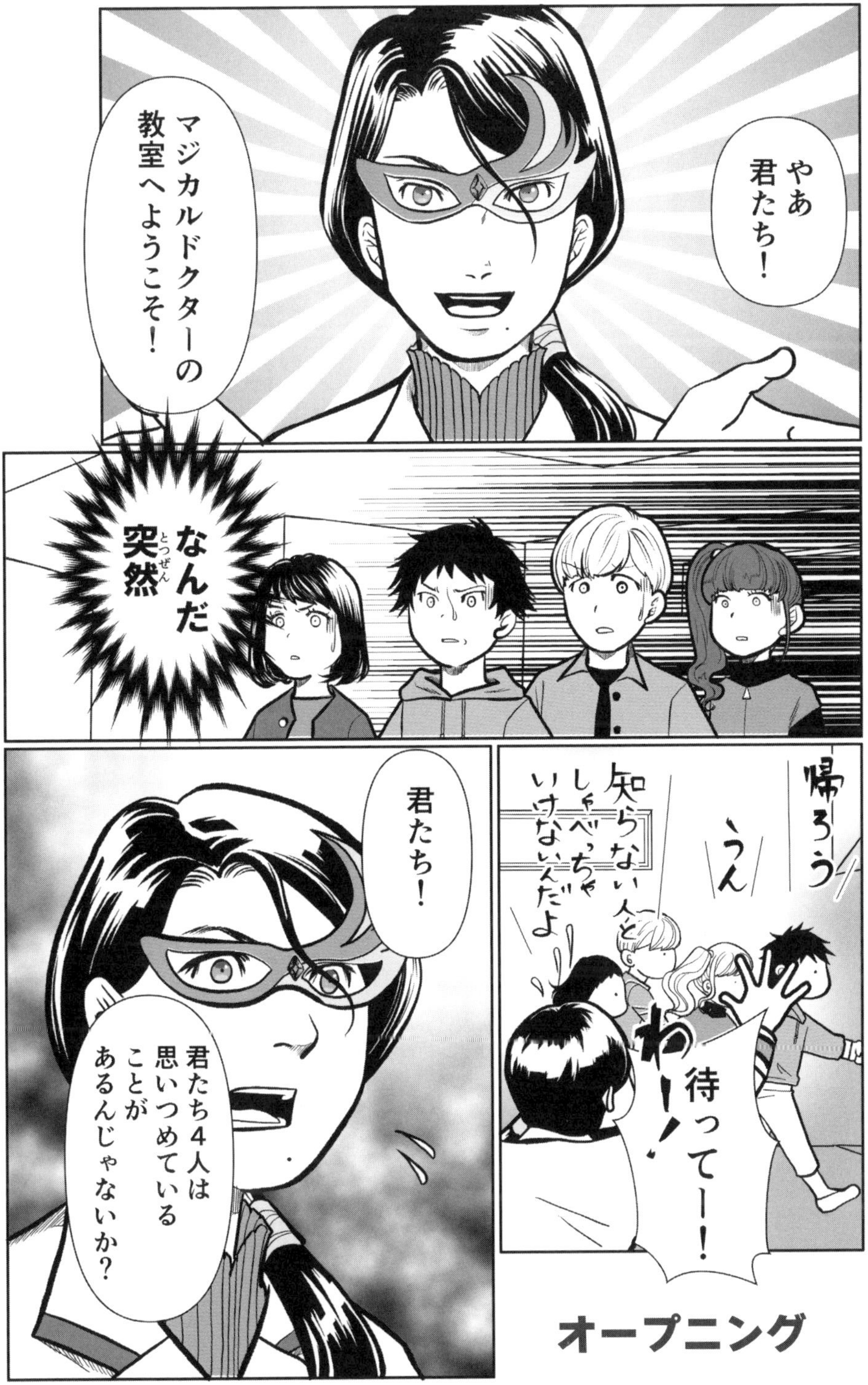

やあ 君たち!

マジカルドクターの教室へようこそ!

なんだ突然

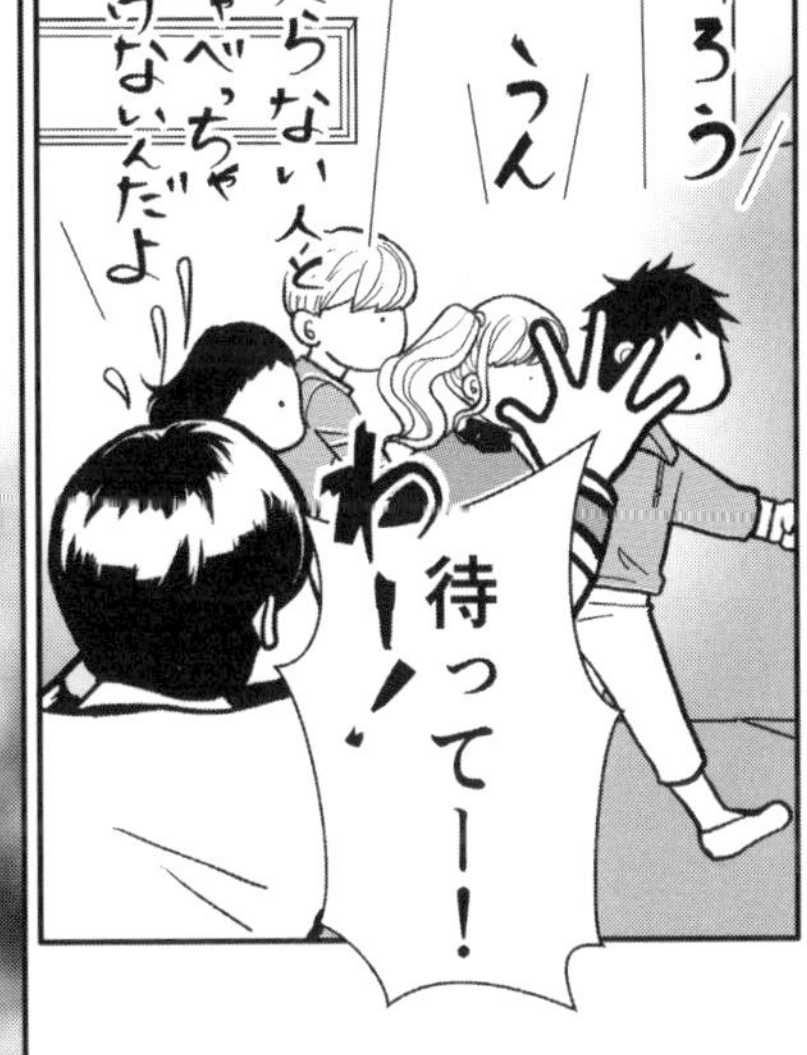

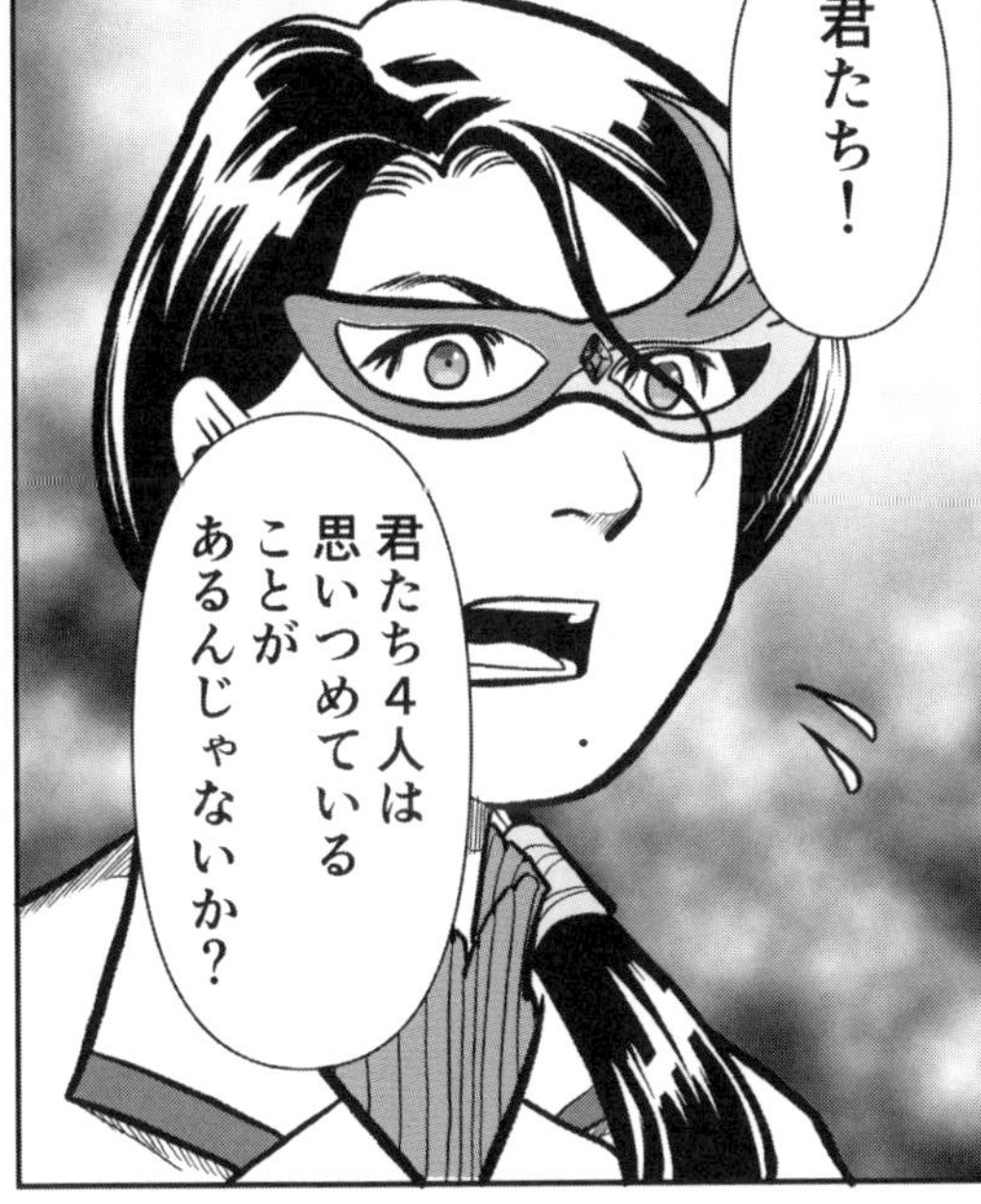

オープニング

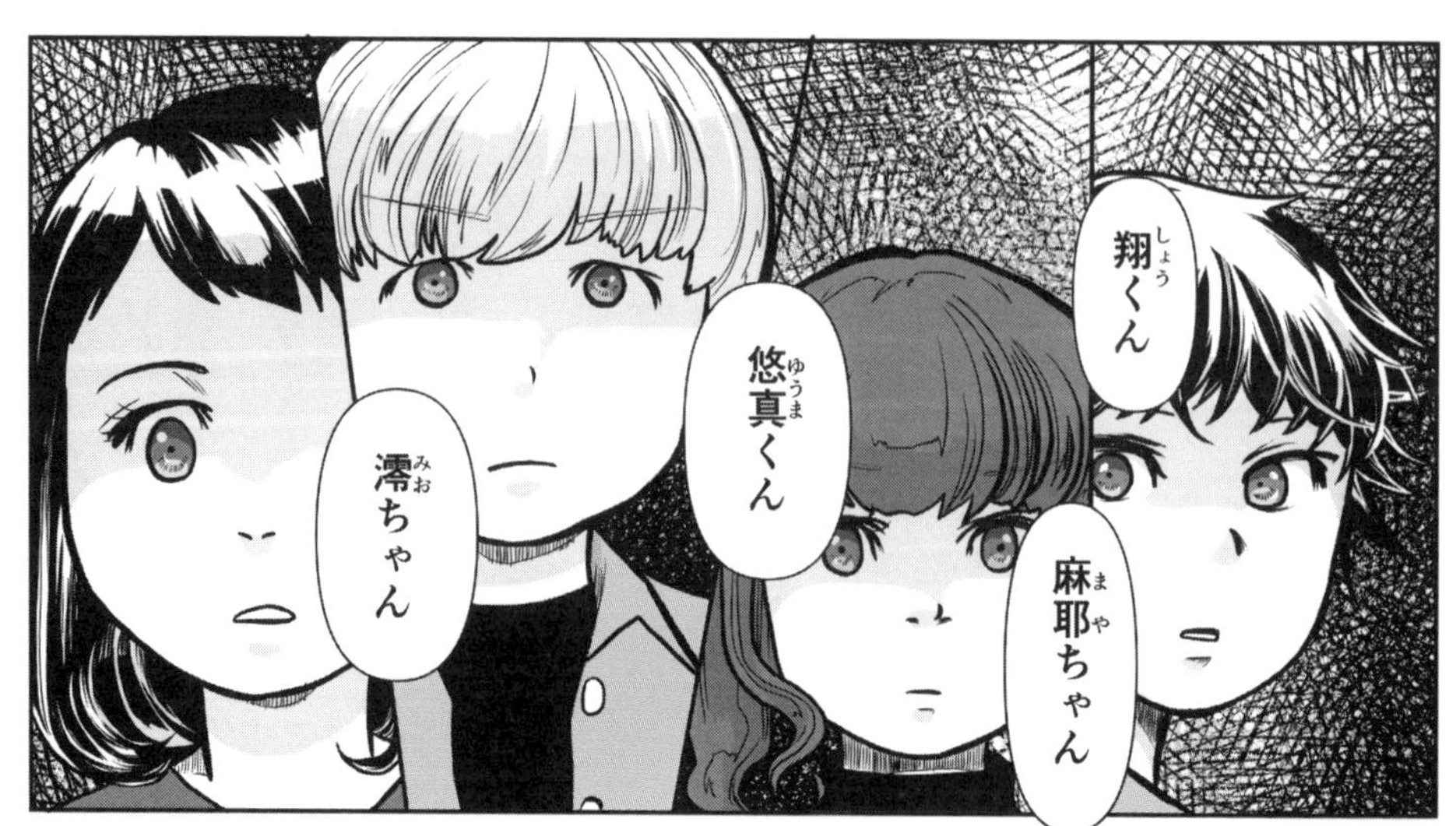
翔くん
悠真くん
麻耶ちゃん
澪ちゃん

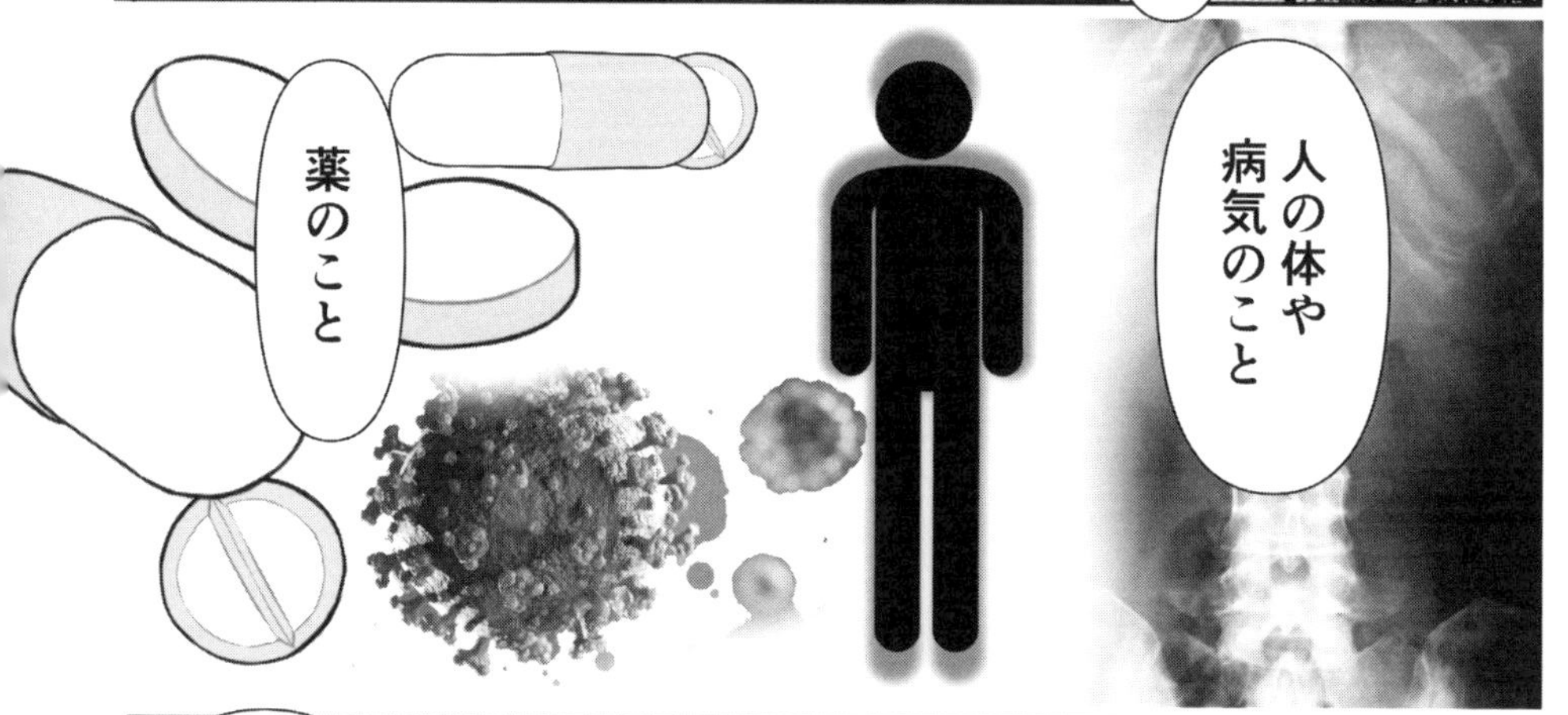
人の体や
病気のこと
薬のこと

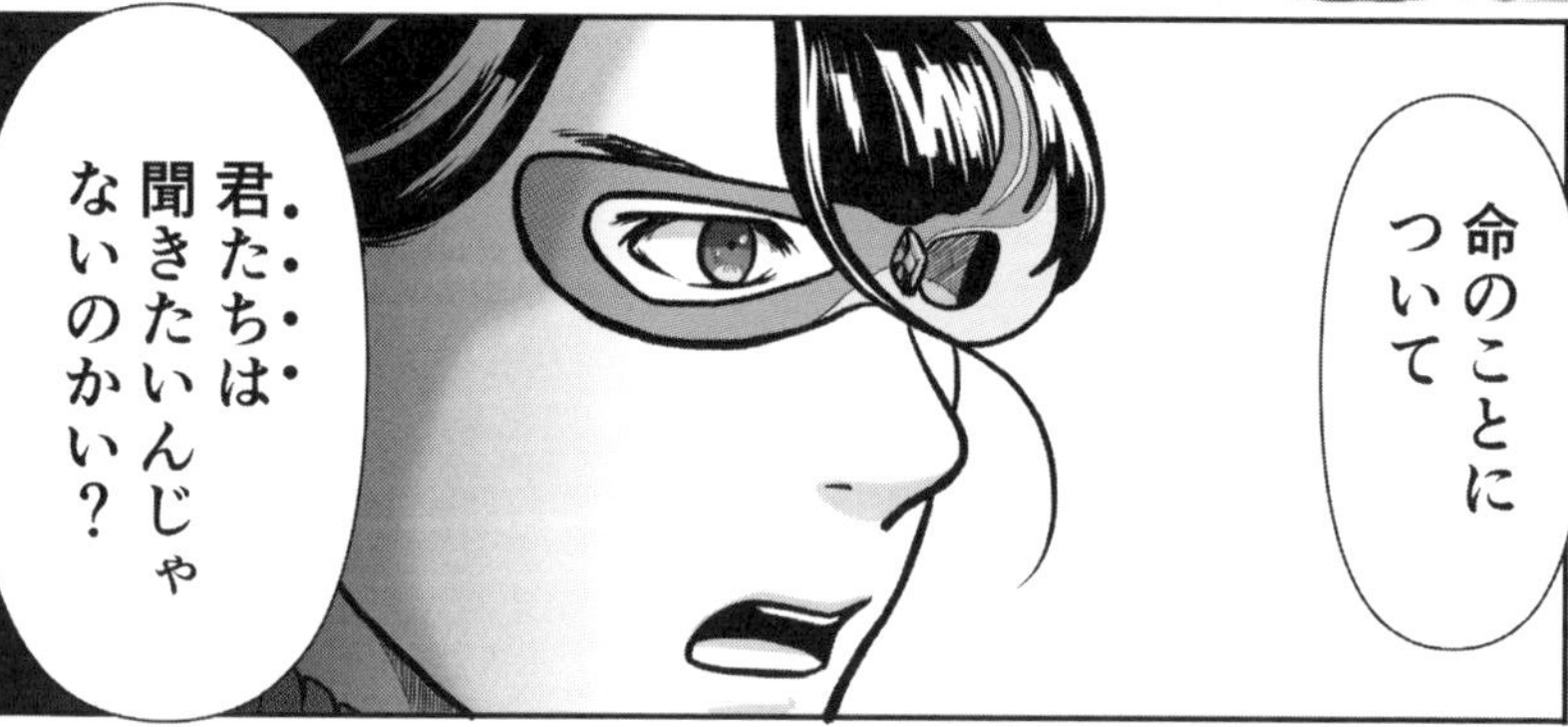
命のことについて
君たち…は聞きたいんじゃないのかい?

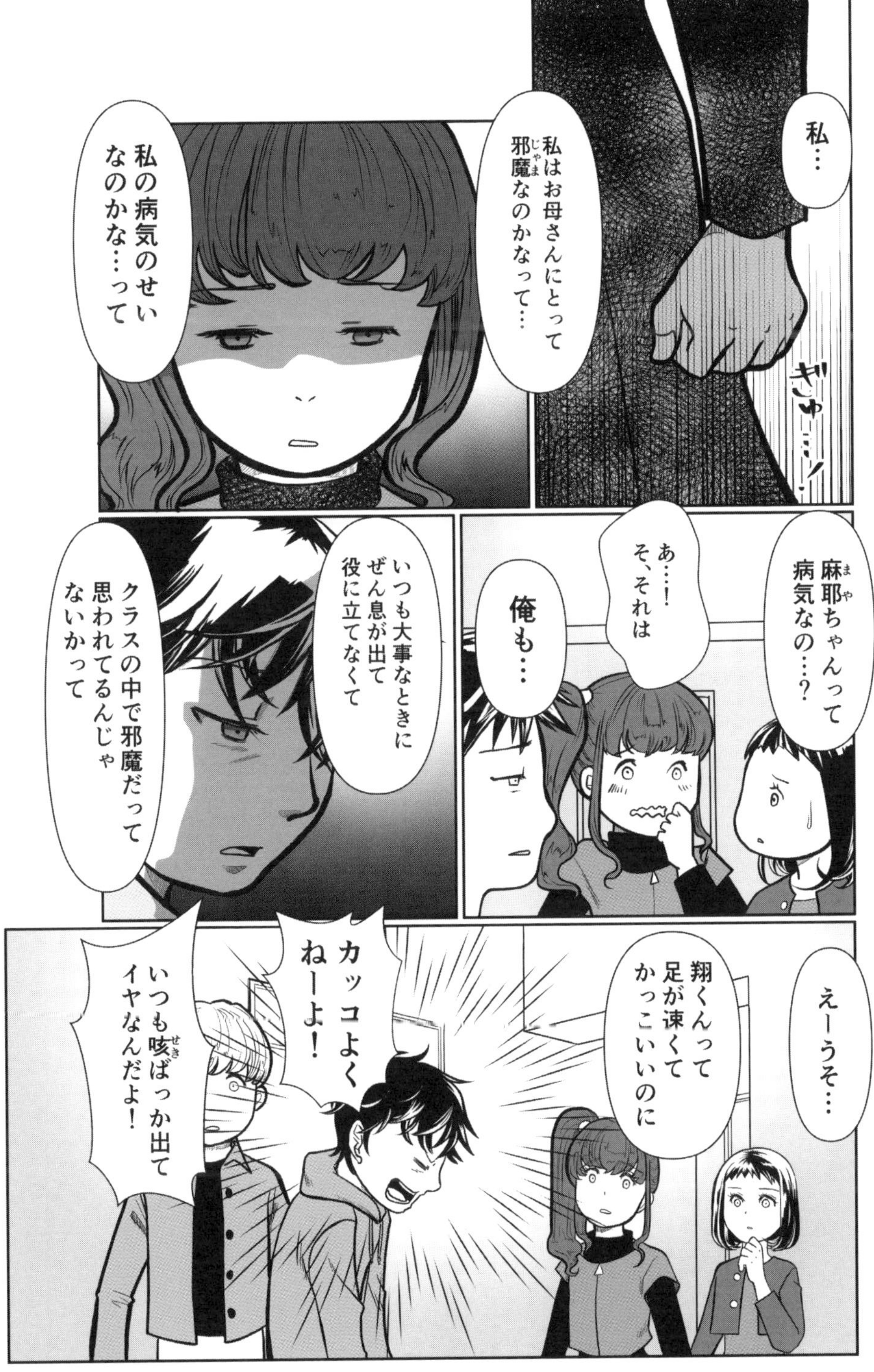
私…
ぎゅっ！
私はお母さんにとって邪魔なのかなって…
私の病気のせい なのかな…って
麻耶ちゃんって病気なの…？
あ…！ そ、それは
俺も…
いつも大事なときに ぜん息が出て 役に立てなくて
クラスの中で邪魔だって 思われてるんじゃ ないかって
えーうそ…
翔くんって 足が速くて かっこいいのに
カッコよく ねーよ！
いつも咳ばっか出て イヤなんだよ！

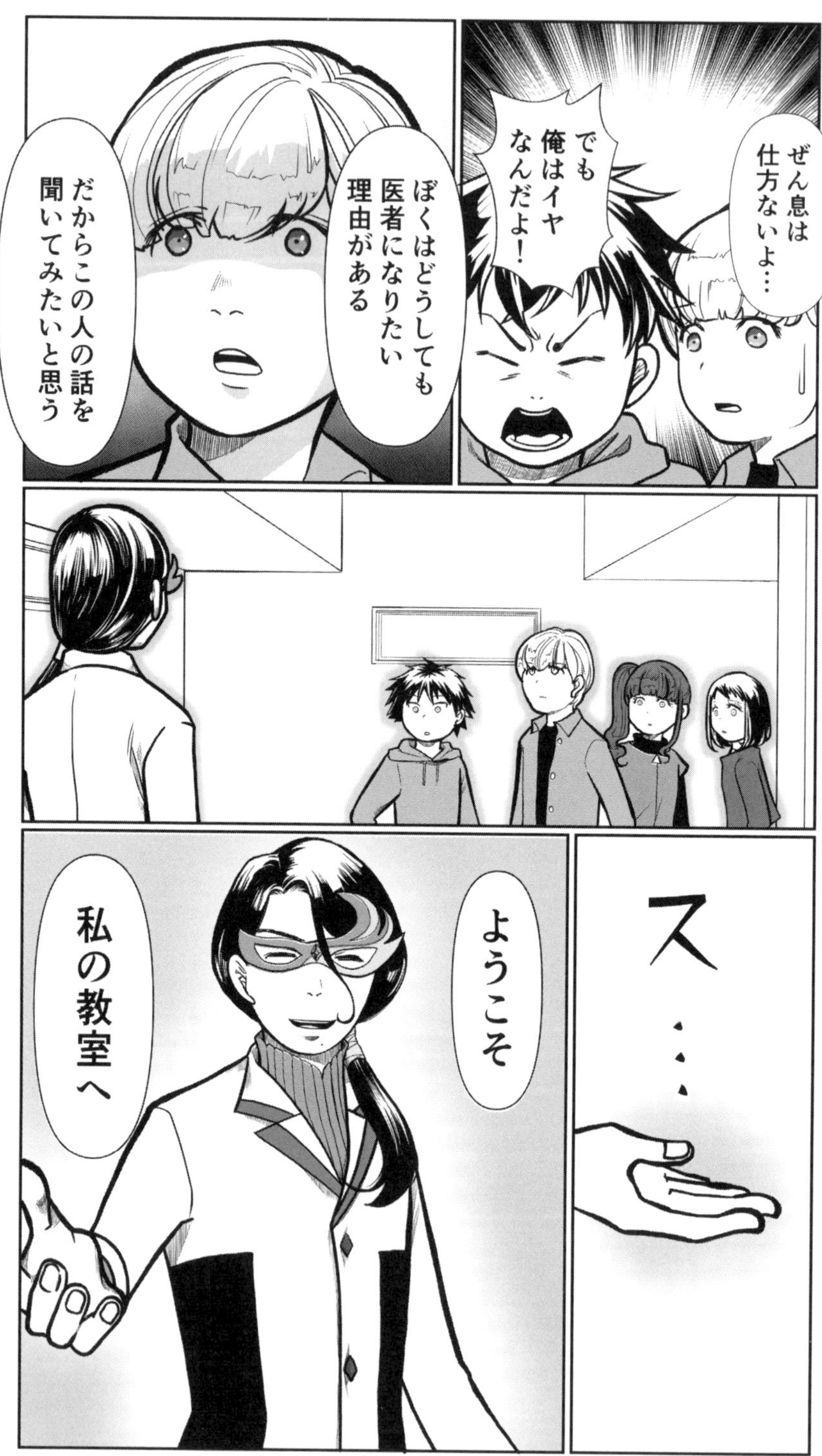
ぜん息は
仕方ないよ…
でも
俺はイヤ
なんだよ！
ぼくはどうしても
医者になりたい
理由がある
だからこの人の話を
聞いてみたいと思う
ス…
ようこそ
私の教室へ

☆キャラ紹介：マジカルドクターと教え子たち 

★君だけに見えるマジカルドクター

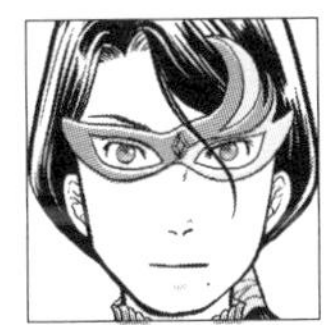

学校にある古めかしい木の扉を開けると、不思議なお医者さんがいる。その名もマジカルドクター。昔むかし医療は「医術」ともいわれ、魔法や★錬金術につうじるわざでもあった。現在の医療の進歩もまさに「マジカル」。医療のお話や掟（★標準治療）をやさしく話してくれるし、病気や治療などみんなの心の質問に答えてくれる（かも）。

★翔くん

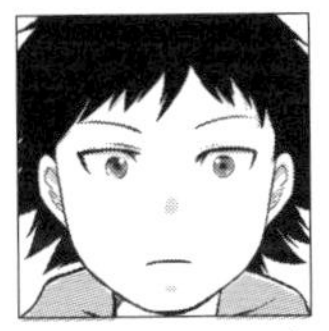

翔くんは、夜中になると「ぜいぜいヒューヒュー」と息が苦しくなる。ぜん息という病気なんだ。だから「家族のみんなに迷わくをかけてしまっている」「自分の病気はよくならない」と思っている。マジカルドクターとはある共通点があるよ。

★悠真くん

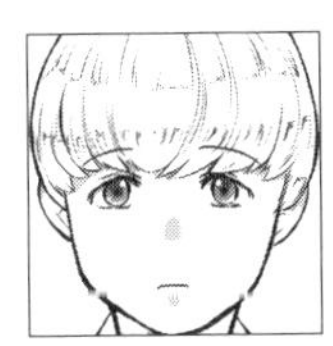

悠真くんは、勉強ができてものしり。だって大きくなったら「お医者さんになりたい」のだから。どんな話にも積極的に参加する。病気でつらい思いをしている弟くん（悠人）のためにも医者になりたい…そうだ。

★麻耶ちゃん

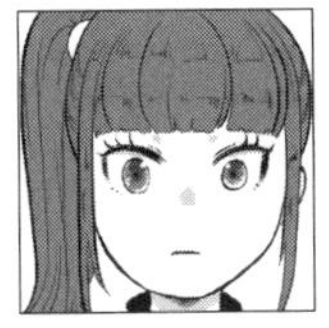

麻耶ちゃんは、なぜか「お母さんに自分がきらわれている」と思っている。そしてアトピーという病気でもある。この病気はマジカルドクターの専門分野。数年前、お母さんはお父さんと別れ、それからお母さんがひとりで麻耶ちゃんを育てている。

★澪ちゃん

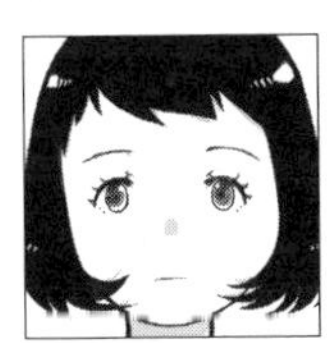

澪ちゃんもおりこうさんで、成績も優秀。でも数年前にお姉ちゃんがとつぜん死んでしまった。それからお父さんやお母さんが★民間療法とかにくわしくなったそうだ。ときどき何かにおびえたような表情をする。

★錬金術：金属でないものから金属や不老不死の薬などをつくろうとした中世の技術。化学や医学や薬学のもとになったといわれる。

★標準治療：14 章や 23 章を見てね。「業間休み」のページにも書いてあるよ。

★民間療法：4 章を見てね。

☝こんなふうにむずかしい言葉には、それぞれのページの下に説明がついているよ。

目次 ★

オープニング／キャラ紹介

朝の予習：お医者さんのこと、教えて？

1 お医者さんの仕事を教えて下さい。 2

2 どうやったらお医者さんになれるの？ 8

1時間目：病気のお話（基本のキ）

3 病気って、なんですか？ 16

4 病院に行かずに病気を治せますか？ 21

5 かさぶたをはがしてもいいですか？ 27

6 ケガをしたあとはどうしたらいいの？ 33

7 友だちがたおれました。救急車が来る前にできることはなんですか？ 38

2時間目：ワクチンや薬のお話（なぜ、必要なの？）

8 注射をしたくありません。 46

9 予防接種はなんのためにあるの？ 52

10 どうして薬を飲まないといけないの？ 57

11 薬って、どうやってできるの？ 62

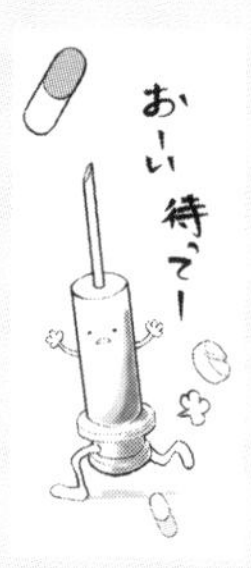

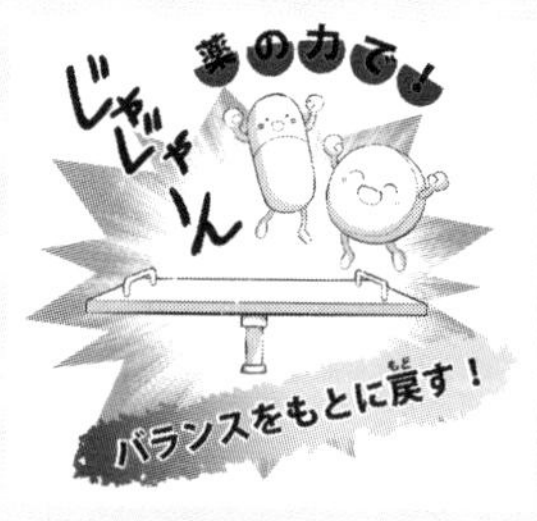

業間休み：標準治療って、な～に？

12 ユーチューブで「病気がよくなった話」をしていました。信じていいですか？ 70
13 病気が治る水があると聞きました。本当ですか？ 75
14 エビデンスって、なんですか？ 78

3時間目：アレルギーのお話

15 免疫って、なんですか？ 84
16 アレルギーって、なんですか？ 88
17 アトピーとステロイドのことを教えて下さい。 92

4時間目：感染防御のお話（身体防衛軍）

18 病原体って、なんですか？ 100
19 ぜん息って、なんですか？ 103
20 コロナって、なんですか？ 108

給食の時間：食べものとうんこのお話

21 食べもので病気を治せますか？ 116
22 目くそ、鼻くそ、うんこって、な～に？ 120

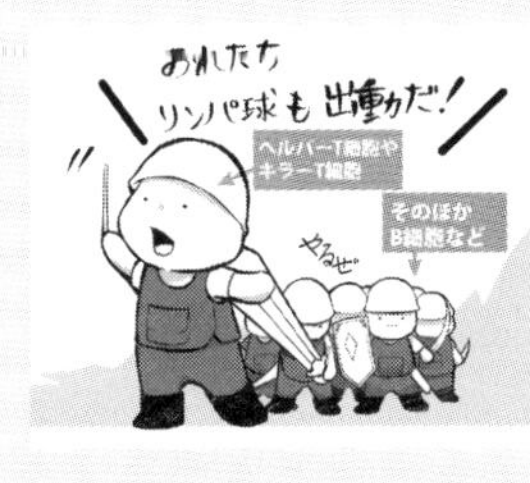

ウイルス
めっちゃ
小さい

5時間目：がんのお話（標準治療の大切さ）

23 がんって、なんですか？ 126

24 おじいちゃんががんになりました。どうしたらいいですか？ 133

6時間目：病院や医療のお話

25 どうしていろんな科があるの？ 138

26 どうして病院の待ち時間は長いの？ 144

27 お医者さんは失敗しないの？ 148

28 血を見るのはこわくないですか？ 152

29 どうして白衣を着ているの？ 156

30 診察室にいないときは何をしているんですか？ 161

ホームルーム：お医者さんもひとりの人間なんだ

31 お医者さんの仕事は楽しいですか？ 168

32 お医者さんも泣きますか？ 174

33 どうしてお医者さんになったんですか？ 180

宿題：みんなで命を考える

34 命って、なんですか？ 188

おわりに 194

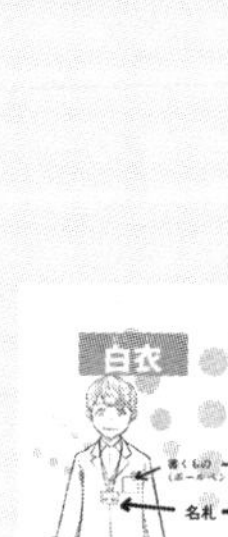

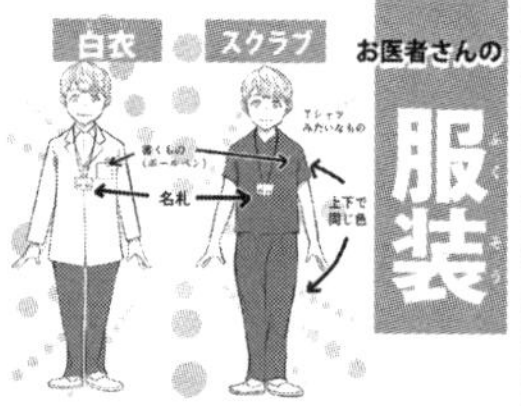

☆☆☆☆☆ 朝の予習 ☆☆☆☆☆

お医者さんのこと、教えて？

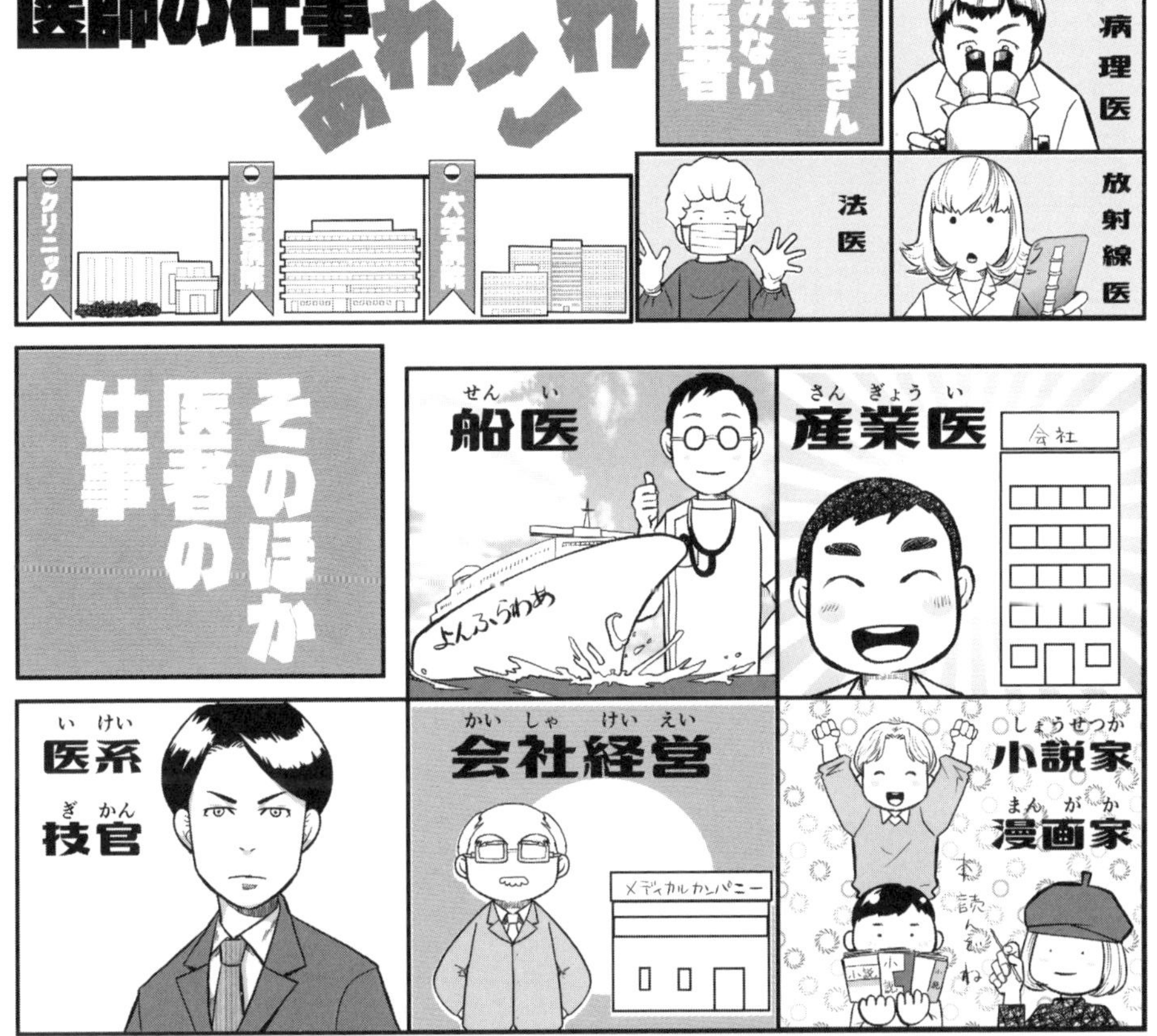

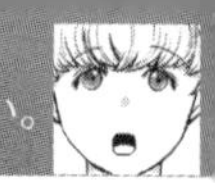

1. お医者さんの仕事を教えて下さい。

★大人になる前に医療のことを知っておいてね

これから健康や病気のこと、そして「病気になったら、どうすればいいのか」とか、学校の授業では教わらないようなことを（こっそり）教えちゃおうと思う。君たちだけのマジカルドクターとしてね。みんなは病気になるのもいやだと思うけど、君たちの大切な人が病気になるのも悲しいよね。病気になると、「病気になる前の健康な体にもどりたい」とだれもが思う。でもその方法を知らずに大人になる人が結構多いんだ。だから大人になって大きな病気をすると、みんなあわててしまう。子どものうちから「病気やケガをしたら、こうすればいい」ということを知っておくのはとても大切なことなんだよ。

悠真くん「先生、そういうのを【転ばぬ先の杖】というんでしょ。」

まあ、そんな感じだね。でも医療とか、治療の話って、むずかしそうだし、痛そうだし。お医者さんと話すのも、みんな苦手なんじゃないかな。だれだって、つらいときの説明とかいやだしね。けれど先生には、なんでも聞いてほしい。君たちだけのマジカルドクターだから。マジカルには「魔法のような」とか「不思議な」という意味がある。これから授業形式でみんなの質問にマジカルに答えていくよ。その前にちょっとおさらいをしようか。まずは自己紹介。「お医者さんの仕事って、な〜に？」から始めよう。

★お医者さんの仕事は結構フクザツ〜

テレビドラマやアニメではお医者さんが働いている姿がよく出てくるよね。みんなもかぜをひいたり、ケガをしたときは病院に行って、お医者さんに診てもらうでしょ。だけどドラマなどに出てくるお医者さんの仕事は面白く見せるために大げさに表現されていることもあるし、病院で見かける医者の仕事の様子はその一部分でしかない。それどころか、お医者さんの仕事はいろいろあって結構フクザツなの。では、具体的に見ていこうか。

★お医者さんのパターンは大きく四つある

お医者さんの仕事はいくつか種類がある。❶クリニック★で働くか、❷総合病院で働くか、❸大学病院で働くか、❹病院以外で働くかで仕事の内容が大きく変わるんだ。

★クリニック：診療所のこと。入院患者用のベッド（病床）のある有床診療所やベッドがない無床診療所、歯を治す歯科診療所がある。たくさんの診療科と20以上の病床があるところは「病院」とよぶよ。

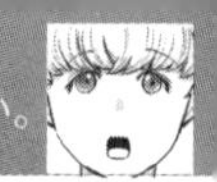

❶クリニックで働くお医者さん

熱を出したときに診てもらうのは、だいたいの場合、近くのクリニックでしょ。かぜなら内科。足を捻挫したら整形外科。子どもの病気は小児科とか、その病気にくわしい★専門の科目をいくつか掲げているクリニックが多い。診察室は一つか二つで、いつも同じ先生がいて、いわゆる【かかりつけ医】とよばれる医者で、家族が病気をしたときに診てもらうことが多いよね。クリニックで働くお医者さんは、★外来で診察と、場合によっては手術も行う。それだけではなくて、お医者さんでありつつ、クリニックの経営者（社長さん）でもあったりするため、クリニックの売上や一緒に働いてくれる看護師さんのお給料のことも考えないといけない。新しい看護師さんをさがすときは、広告を出すこともある。つまり、外来患者さんの診察が終わったら「仕事がおしまい」ではないんだね。

❷総合病院で働くお医者さん

総合病院とは、内科だけでなく外科や耳鼻科、皮ふ科などたくさんの診療科が集まった病院のことだよ。そして、一つの診療科に何人もお医者さんがいる。たとえば、小児科なら五人くらいいる。総合病院で働くお医者さんは、クリニックのお医者さんに比べて、外来の診療時間は短め。なぜなら外来の患者さんだけでなく、入院患者さんも診るからだ。

★専門の科目：25 章を見てね。
★外来：患者さんが病院の外から診療や治療に通うこと。そういう患者さんを受けつける病院の部門も外来というよ。外来患者の反対は入院患者。

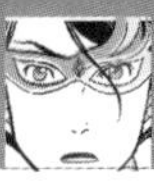

総合病院のお医者さんは手術や大きな検査もするよ。それから患者さんや病院で働く人をふくめた病院全体の安全を守るための会議もする。たとえば、★新型コロナウイルス感染症などの新しい病気が流行したとき、「どうしたら病院内の感染を防げるのか」などの対策を立てる必要がある。お医者さんだけでなく看護師さんや薬剤師さんなど病院で働くすべての人の意見を聞きながらルールをつくらなければいけない。ほかにも「医療事故を防ぐにはどうしたらいいのか」とか、「どうしたら患者さんがもっと安心して病院に通えるのか」などを話し合ったりする。

❸ 大学病院で働くお医者さん

大学病院で働くお医者さんは、総合病院の医師と同じように仕事をしながら、そのほかにも研究や大学の医学部の学生教育もするんだ。研究ではネズミを使って新しい治療法を開発したり、海外の学会で研究成果を発表することもある。医学部の授業で学生に教えるだけでなく、医者になりたての若手医師の指導も行う。外来にはめずらしい病気の患者さんも集まるため、診断や治療法を検討するカンファレンス（医者どうしの話し合い）も行うし、一つの診療科で入院患者さんが何十人といるため、教授（その科で一番えらい医師）を先頭にお医者さん全員で入院患者がいる病棟を診察にまわる回診もするのさ。

★新型コロナウイルス感染症：20章を見てね。

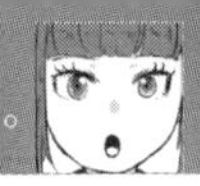

麻耶ちゃん「知ってるよ、お母さんが『白い巨塔』というドラマを見てたから。」

おっと…君たちにはだいぶ昔のドラマ（リメイク版？）だけど、こういった場面はテレビで見たことがあるかもしれないね。ちなみに、カンファレンスや回診で一人のお医者さんがヒーローのように正しいことをいうことはないし、悪役の教授や医局長が悪巧みをすることもないからね。患者さんの病気を治すために医者が真剣に何度も話し合いをするのがカンファレンスなんだ。

もう一つの特徴は大学病院となると、入院患者の数は千人以上（本当だよ）のところもあるし、内科や外科といった診療科も肝臓や腎臓、脳や心臓など臓器ごとに細かく専門の医者が分かれるている点だ。それと、患者さんとせっすることがないお医者さんも働いている点かな。

悠真くん「患者さんを診ないお医者さんなんて、いるの？」

いるよ。治療するうえでかかせない病気の診断をサポートしてくれるお医者さんのことさ。たとえば、★CTや★レントゲンなどの画像を見て病気を診断する放射線科医や手術

★CT：コンピュータ断層撮影の英語名の略称。放射線を使って体の断面を撮影する検査。

★レントゲン：X線撮影による画像検査。X線を体にあてると中身がすけて見えるため、体の中のケガや病気の様子がわかる。

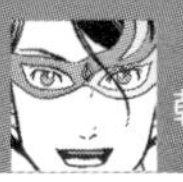

でとった臓器を顕微鏡で観察して診断する病理医など。それから事故や事件で亡くなった人の死因を調べる法医という医師もいるんだ。

④病院以外で働くお医者さん

病院以外で働くお医者さんもいるよ。たとえば、大きな会社にはそこで働く人の健康を守るために産業医がいるし、国民の健康を守るために★厚生労働省で働く医系技官というお医者さんもいる。お薬をつくる製薬会社で医者の経験を活かして仕事をする人もいるし、世界中を旅する船に乗る船医という仕事もある。医師の資格をもっているからといって医師以外の仕事ができないわけではなく、AIを使った医療機器を開発する会社の社長さん、漫画家もいれば、先生みたいに本を書く医者もいるよ。

【マジカルドクターからの答え】

①クリニック、②総合病院、③大学病院、④病院以外で働くお医者さんなど、お医者さんの仕事っていろいろあって結構フクザツなのね。

★厚生労働省：人の誕生から働く環境、老後の生活まで、「健康」「子育て」「福祉」などをサポートしてくれる国の行政機関。

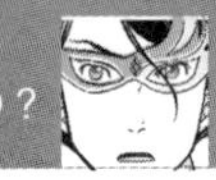

2. どうやったらお医者さんになれるの？

★地道なことからコツコツと

本格的な授業の前にもう少し予習をしようか。次のテーマは「どうやったらお医者さんになれるのか」（来ました！）、気合いを入れて答えよう。みんなの中から将来のお医者さんが誕生するかもしれないし、自分の経験もふまえて「秘中の秘」を教えたいと思う。

まず医者になるには、大学の医学部を卒業して医師国家試験に合格しなければならない。とうぜん医学部の入学試験（受験）と医師国家試験の二つが大きな難関となる。ただ、医師国家試験は毎年90パーセント程度（10人中9人くらい）の合格率なので、医学部の入学試験のほうがむずかしいかもしれないね（医学部受験合格率は7パーセント）。まわりのお医者さんに聞いてみると、みんな小学生のころから勉強はよくできていたみたい。「学校の授業がむずかしくてついていけなかった」という人に出会ったことがないので、お医者さんになりたい人は、

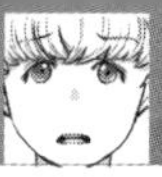

学校の授業はしっかり理解できるようにがんばりましょう。

ごくまれにいちど説明を聞いたら、算数や数学でもすべて理解できちゃう人がいる。ただしそういう人はお医者さんの中でも少なくて、みんなコツコツ勉強するタイプの人が多いようだ。

★なが～い文章を読む力は大切だよ

先生は小学生や中学生のとき、勉強はできるほうだったけど授業だけで全部理解できるタイプではなかったの。毎日家に帰ってからも勉強したし、中学生からは塾にも通っていたぞ。学校の授業や試験勉強、暗記はもちろん大事だけど、それと同じくらい大事なのは、

長めの文章を読んで理解すること。

このことはお医者さんになるためにはとても必要だと思う。

悠真くん「それが先生の【秘中の秘】か～。」

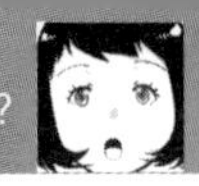

（えへん！）人の話は最後まで聞くこと。いわゆる読解力というものだが、教科書に書いてあることを理解するにも、大学の入学試験を受けるにも読解力がとても大切なの。そして医学部に入ったらたくさんの教科書を読んでものすごく勉強しないといけない。医学部は（ほかの学部は四年間なのに）六年間もあるし、そのあいだに使う教科書を積み上げると床から天井にとどいちゃうくらいだ。つまり、医学部の学生時代はめちゃくちゃ多くの文章を読まないといけないし、医者になってからもたくさんの研究論文（学問や研究の結果などを述べた文章）を読まないといけない。なぜ研究論文をそんなに読まないといけないのか、わかる人、いる？

澪ちゃん「それが仕事だから！」

おしい！　人の病気を治す薬や治療法は日々研究されていて、どんどん新しい薬や画期的な研究が発表されているから、医師として新しい情報を知っておかないと、患者さんをきちんと治せないんだ。そのためには最新の論文を読みつづけなくてはならないし、長い文章を読む忍耐力も大事。みんなも時間があると、ついユーチューブを見たり、ゲームをしてしまうかもしれないけど、将来お医者さんになりたい人は、

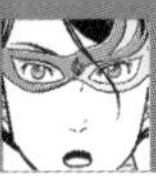

一日30分でもいいので、読書をしましょう。

読書はインターネットの文章を読んでいるだけでは十分ではないぞ。インターネットの文章は短いことが多いし、途中ですぐほかのことに気を取られるから、長い文章を読む訓練になりにくい。一さつでも夢中になって本を読んだ経験があれば、その後も読書は楽しいものに変わるよ（これは本当）。読書が苦手な人は、まだ「はじめの一さつ」に出会えていないだけかもね。

★最終的に勉強は面白くなる。それが「秘中の秘」

さて、努力して大学の医学部に合格できたあと、医学部では病気にかんする全部の科目を勉強することになる。先生は子どものころ★ぜん息だったから「大きくなったら★アレルギー専門の医者になりたい」と決めていた。でも医学部ではアレルギーだけでなく内科も外科も勉強しないといけない。細胞の中の仕組みや薬の作用についても学ぶ科目がある。

さらに医学部の5年生になると、白衣を着て患者さんの前に出る病院実習が始まる。病院実習では、患者さんを治療することはできないけど、患者さんの話を聞いて診察しながら、病気のことを患者さんからじかに学ばせていただくんだ。そうやって、人間の体や病

★ぜん息：気管支（のどから肺への空気の通り道）の粘膜が腫れて、その通り道がせまくなり、ちょっとした刺激にも反応し、つらいせきをしてしまう病気。のどがゼイゼイと鳴って、息が苦しくなる。19章も見てね。

★アレルギー：16章を見てね。

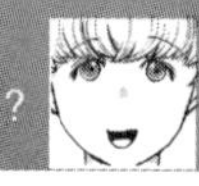

気にかんすることを勉強して、医師国家試験に合格してはじめて医者として働くことができるわけさ。

一人前の医者になるには、その後もずっと勉強をつづけないといけないよ。ただ小学生や中学生のときとちがって、お医者さんになってからの勉強は面白い。だって、学んだことがすぐ目の前で苦しんでいる患者さんの役に立つのだから。まさにお医者さんの仕事はやりがいがあって「マジカル」だよね。

【マジカルドクターからの答え】
勉強はコツコツ大事。長文読解力大事。医者になってもずっと勉強大事。やりがいはあるぞ！

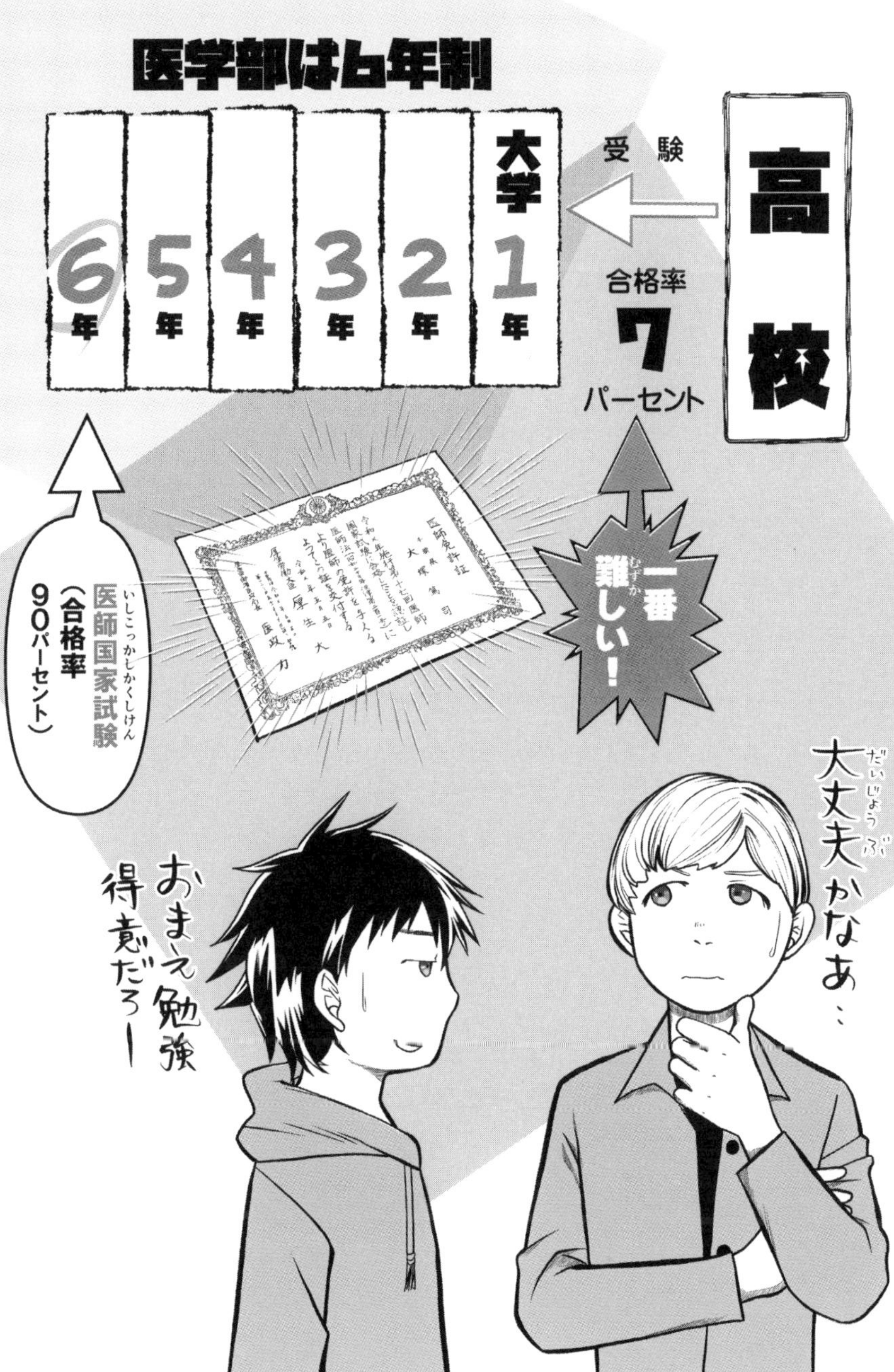

医学部は6年制
高校
受験
合格率
7
パーセント
大学
1年
2年
3年
4年
5年
6年
一番難しい！
医師免許証
医師国家試験（合格率90パーセント）
大丈夫かなあ…
おまえ勉強得意だろー

★★★★★ **1 時間目** ★★★★★

病気のお話(基本のキ)

病気にかかわる言葉には
やまいだれがよく使われる

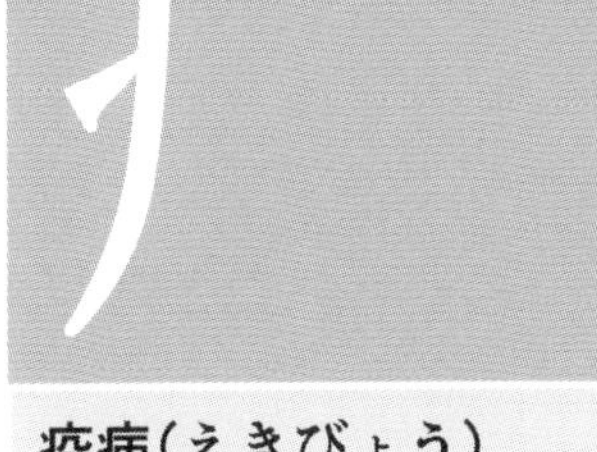

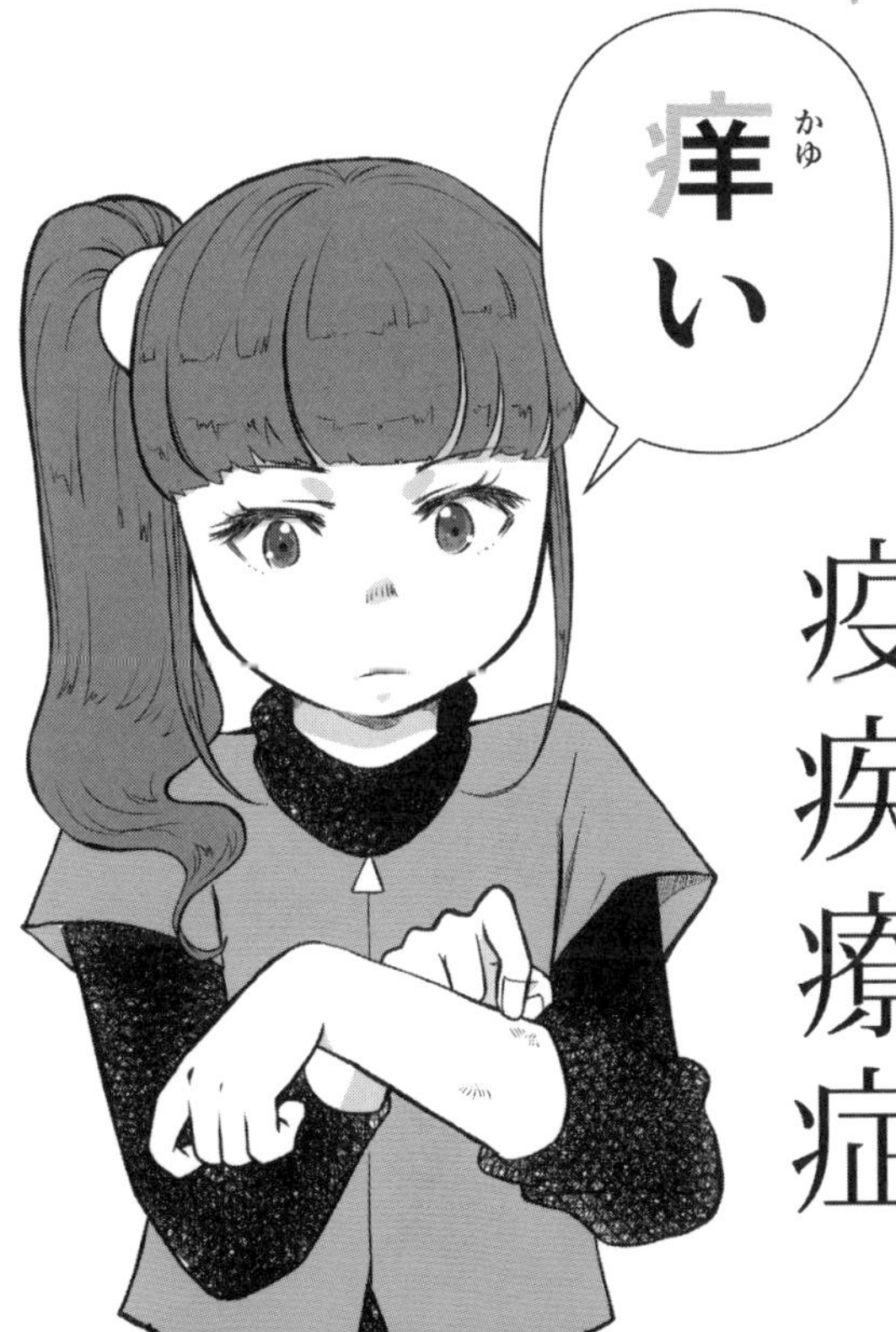

疫	疫病(えきびょう) 免疫(めんえき)
疾	疾患(しっかん) 疾病(しっぺい)
療	療養(りょうよう) 治療(ちりょう)
症	症状(しょうじょう) 感染症(かんせんしょう)

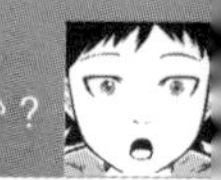

3．病気って、なんですか？

★病気の条件を考えてみよう

1時間目の授業を始めま～すぅ！　授業のテーマは「病気の話」（基本のキ）です。まず、「病気とは何か？」からです。この質問はかんたんそうでむずかしいよね。そこで問題です。たとえば、がんとか、ぜん息などのアレルギーはほとんどの人が「病気です」と答えるよね。

では、「皮ふが乾燥してカサカサしているだけの状態は病気ですか」と聞かれたら、どう？　カサカサした皮ふは医学的には「乾皮症」という病名がつく。これは病気だろうか？

2020年から流行した★新型コロナウイルス感染症についてはみんなもよく知っていると思う。これにかかると肺炎を起こし命にかかわることもある。しかし、このウイルスは感染してもまったく症状が出ないこともある。新型コロナに感染しても、熱やせきなどが出ない場合は、病気というのかな？

★新型コロナウイルス感染症：20章を見てね。

翔くん「病気だよ。俺ぜん息もちだけど、せきをしてないときだって、ぜん息はぜん息だもの。それに新型コロナにかかると入院したり、隔離されたりするもの。」

なるほどね。病院に来られる患者さんは病気にかかっている、これは事実。「なぜ病院に来るのか」というと、病気によってふだんの生活がこまっている（もしくは、これからこまってしまう）からだよね。そして病院でお医者さんに診てもらえば、「病気を治す」ことや「病気の進行をおくらせる」ことができる可能性が高くなるから。

たとえばだけど、「痛い」とか「かゆい」とか「苦しい」などの症状がすでに出ているか、これから出る可能性が高いことが病気の条件といえるんじゃないかな。乾燥しているカサカサした皮ふは、かゆみなどの症状が出れば病気です。新型コロナウイルスも感染してすぐに症状が出なくても、これからせきや熱が出る可能性があるから病気の一つといえるよね。だから病気とは、

そのせいで、ふだんの生活がこまっていれば「病気」という

と先生は思っている。

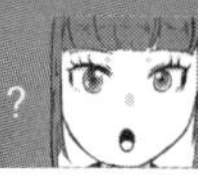

★病気でないすべての状態を「健康」という

そうやって考えると「病気でこまっているかどうか」は、ほとんどが自分で決めることだし、「この先、病気でこまるかどうか」はお医者さんなどの専門家でないとわからない問題だよね。でも、こんなふうに考えることもできる。

病気で体が不自由な人が、不自由なことを克服して生活できるようになっていれば、それはもう病気ではない。

体が不自由な人をまわりの人がお手伝いするかどうかは別にしてね。このように考えてみると、どうだろう。病気を克服して健康だと思っている人に、「あなたは病気だ」という言葉を投げつけることは、その人を傷つける行為とはいえないかい？

翔くん「自分が病気ではないと思っているなら、そういう言葉はいやだよ。俺だって、すきでぜん息になったわけじゃない。夜は呼吸が苦しくなるけど、ふつうのときもある。…でもまわりの人はそう決めつけるんだ。」

麻耶ちゃん「病気と決めつけるのはよくないわ。」

だよね。医療の専門家でない人がそんなふうにいってしまうと、いわれた人は本当に病気になってしまうかもしれないね。つまり病気の決めつけは差別にもつながる。みんなは「病気」の反対の言葉が「健康」と思っているかもしれないけど、

健康って、病気ではないすべての状態をさす

と先生は思うんだ。みんなが思っているより健康の形はいろいろあるの。病気という言葉を差別のために使わないように。そして世の中から病気が原因のいじめがなくなるように願っています。

【マジカルドクターからの答え】

病気とは「今その症状がある」か、「その症状がやがて起こるかもしれない状態」をいう。本人が健康な生活を送れるのならば病気とはいえない。見た目や病名で病気と決めつけるのはよくない。

健康？病気？

健康 ←——→ 病気

症状

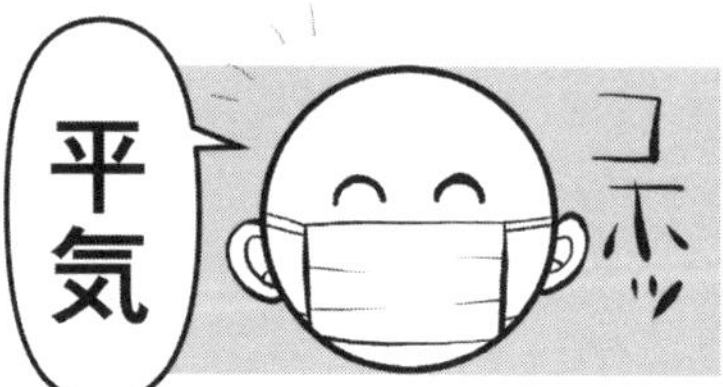

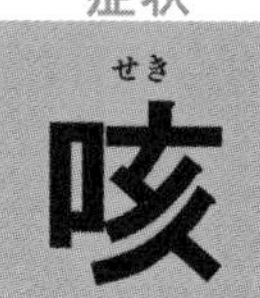

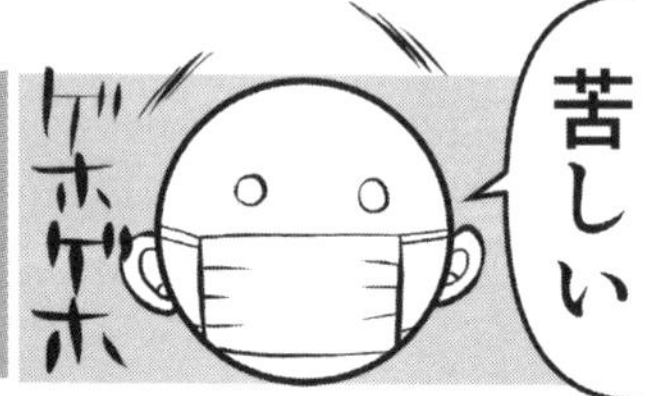

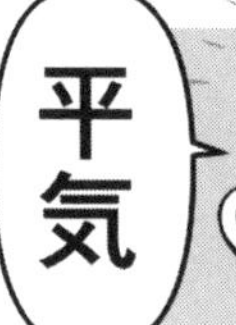

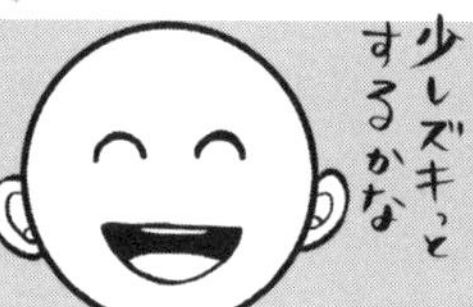

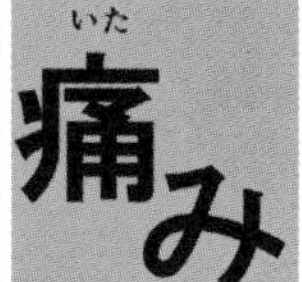

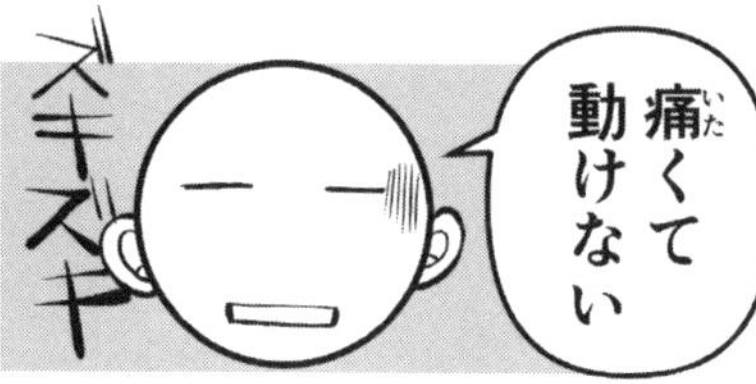

平気

ムズムズするだけ

痒（かゆ）み

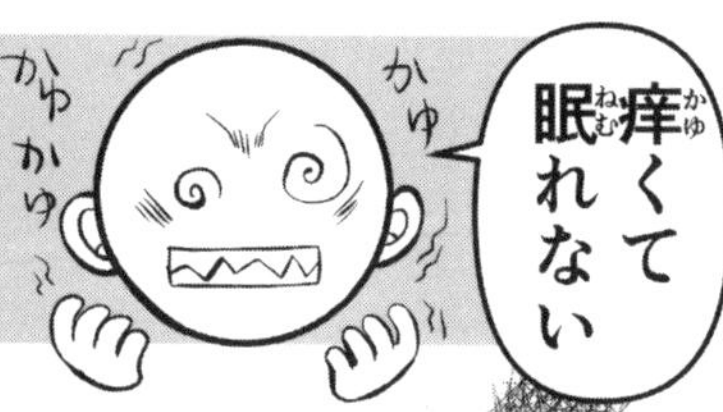

困ってない

※でもがまんはだめだよ。

困ってる

※これから困る可能性（かのうせい）もある

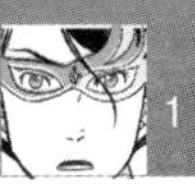

4．病院に行かずに病気を治せますか？

★何をかくそう、先生も病院がきらいなの（同じ人間だから）

「え、まじかよ?!」、そんな声が聞こえてきそうだけど、まじだよ。マジカヨドクターだ。いやいや、君たちの心の質問を読みとくマジカルドクターだから、自分の本音もかくさずみんなにいうよ。先生はお医者さんだから、自分の体に何かあったとき、病院に行ったほうがいいというのはわかる。でも行きたくない。毎日仕事で病院に通っているけど、患者さんとして病院に行くとなると足が重くなる。たぶんテンションダダ下がり。

★行きたくない理由、でも行く理由（それはとても大事）

病院に行きたくない理由はいくつかある。

❶まず「こわい・痛い」。注射とか手術とか、いやだから。

先生も注射や手術を患者さんにする。でも、自分がやられるのはこわい。痛いのはきらいなの。「断固拒否します」、こんないいかたをしちゃうと、多くのお医者さんはこまって

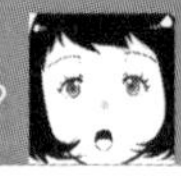

しまうけど、患者さんの同意なしに治療はできないということは知っておいてね。痛すぎる治療や納得のいかない治療には、この「痛いのはいやだモードを全開」で、家族や友だち、自分が大切と想う人と相談してもいいんだよ。

❷「あなたはがんです」といわれるのもこわい。

「あなたののこりの命はあと半年です」なんていわれたらめちゃくちゃ落ちこむよね。

先生は今4X才だけど、この先まだやりたいことがたくさんあるし、死ぬのもいやだ。

十代や二十代の若かったときほどには思わなくなったけど、今だって少しくらいはもてたいぞ。みんなだって、たくさんやりたいことがあるだろ。すきな人とデートしたいかもしれないし、おいしいごはんをたくさん食べたいかもしれない。それに世界は広いからね。地球の裏側の国にも旅をしたい。いろいろな人にも会いたい。いろいろな風景も見たい。勉強だって（うっ！）したいかもしれない。つまり、未知の経験をたくさんしたいわけだ。でも病気になってしまうと、いろんなことをがまんしなければならない。自分が大切と想う人にも会えなくなるかもしれない。それって、悲しいことだよね。

澪ちゃん「死ぬのはいや。会いたい人に会えなくなってしまうのもいや。」

★「なにかおかしい！」を見のがさない

でも、本当に具合が悪いときは、「さすがに病院に行かないとまずい！」と思って病院に行くよね。先生もちょっと前のことだけど、

❸「なにかおかしい！」と思って患者さんとして病院に行ったことがある。

ある日、右耳の中が痛くなったの。先生は耳かきがすきなので、耳かきをしすぎてばい菌が入ったのかと思ってね。いくら綿棒とはいえ、耳の中をぐりぐりしすぎると小さな傷ができてそこからばい菌が入って感染を起こす。で、「いかん」と思って、机の中にかくしもっていた抗菌剤（ばい菌をやっつける薬）を飲んで、しばらく様子をみてみた。

でも薬を飲んでもぜんぜんよくならず、それどころか右の唇の動きが悪くなってきたんだ（まさに「まじかよ！」だった）。歯みがきのあとの口ゆすぎがうまくできない。水を口にふくむと、口の右側からもれ出てしまう。

こんなふうにならないためには「なにかおかしい！」を見のがさないこと。見のがすと、大事になる（可能性がある）。体が大事になるのを防ぐために病院や★クリニックがあるのだから、「なにかおかしい！」と感じたら、まず病院に行くこと。

★クリニック：1章を見てね。

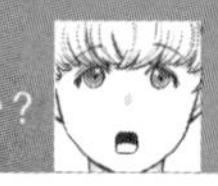

★病院には病気ごとの専門家がいるよ（診断）

ちょっと専門的な話になるけど、そのとき先生に起こった症状は「顔面神経麻痺」だった。文字通り、顔の神経が麻痺して動かなくなる病気さ。この病気を見ぬくには専門の知識がいるんだ。だって病気の数はものすごくたくさんあるし、お医者さんだって、全部の病気にくわしいわけではない。だから病院には、病気の種類に応じて、その病気を治すことを専門とするお医者さん（「専門医」とよばれる）がいる。その専門の先生に病気の正体を明かしてもらわないと、病気は治らない。

❹病気の正体を明かしてもらうことを「診断」といい、病気を治すことを「治療」という。

悠真くん「先生の専門って、な〜に？」

いい質問だね。皮ふ科だよ。皮ふの治療だけでなく、皮ふのがんやアレルギーも研究している。

さて先生は、そこで右耳の中が痛くなった原因はヘルペスっていう★ウイルスに感染したせいだと予想した。一部のヘルペスは顔面神経麻痺を起こす。皮ふ科でもヘルペスの患

★ウイルス：18章を見てね。

者さんを診ているからピーンときたわけだ。

★病院に行った結果「どうなった？」（治療）

それであわてて病院に行って、耳鼻科のお医者さんに診てもらい、

❺「はい、ヘルペスです」と診断された。治療は点滴。

でも「点滴こわい」とかいってられないよね。だって、点滴をしなかったら顔面神経麻痺は治らないし、お薬をいち早く全身にとどけるには点滴が一番早いんだ。がんばって病院に通って、しっかり治療したおかげで、今では顔の麻痺もなくなってとても元気だ。あのとき「病院に行くのいやだなぁ」「ほっといても治るかなぁ」と思ってすぐに病院に行かなかったら、今ごろは顔に麻痺がのこっていたかも…（本当だよ）。

★病院に行かずに治すって「できるの？」（自己治療）

テレビやインターネットなどで「病院に行かずに病気を治す方法」って、たくさん紹介されているよね。みんなも見たことがあるかな…？

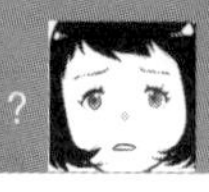

澪ちゃん「うん、あるよ。お母さんが★民間療法の本、すごくすきだから。『○○を食べたら病気が治る』っていうけど、先生、本当なの？」

本当かどうかは、その大元の情報をきちんと確認してみないとわからないかな。でもね、病気を治すなら病院に行くのが一番早い。それだけはいえる。先生も顔面神経麻痺になったとき、たとえば、トマトでもシイタケでもなんでもいいけど、もし「トマトをたくさん食べたら顔面神経麻痺が治る」というにせ物の情報を信じて、トマトばっかり食べて病院に行かなかったら大変なことになっていたと思う。

ただでさえ、トマトあんまりすきじゃないのに…（食べもののすききらいはよくないぞ）。

【マジカルドクターからの答え】
病気になったらちゃんと病院へ行きましょう。早く行かないと大事になることもあるよ。

★民間療法：民間で行われている治療法。医師による科学的根拠にもとづく治療（標準治療）を補うために用いられることもあるが、科学的根拠にもとづかないものも多い。

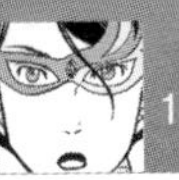

5. かさぶたをはがしてもいいですか？

★ケガをしない。ケガをしたらきちんと処置

かさぶたはふれると気になるし、ときどきかゆくなるし、ついついはがしたくなるし。それにケガをしたあと、上手に処置（傷の手当てのこと）をしないと傷あとがのこるし。もう、かさぶただけで、四つも「し」があるし、本当にいいことはないし、傷口の見た感じもよくないと思うし。まあ、マジカルドクター目線で話すと、

ケガをしないように気をつけるのがなによりも大事

だよね。でも、

ケガをしたあとの処置はもっと大事

なんだ。傷はこじれちゃうと、そこから全身にばい菌がまわることもあるから、これは鉄則だよ。

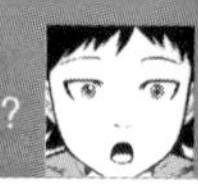

★かさぶたの二つの役割。早くはがしちゃダメだよ

ではケガをしたときや傷口がかさぶたになったあと、どうするのが一番いいと思う？

（し〜ん）…だよね、わからないよね。ここでかさぶたの仕組みについて学んでみよう。

脳や肺、肝臓などの臓器や皮ふをふくめ、血液は体のすみずみまで流れている。その血液は「液体成分」と「血球成分」に分けられるんだ。血液のうち約55パーセント（約半分より少し多いくらい）が液体成分で、のこりの45パーセントが血球成分。血が赤く見えるのは、血液の中の血球成分に赤血球がふくまれているから。この赤血球は、肺で取り入れた酸素を全身に運ぶ乗りものの役割をしている。

そして血球成分のうち、なんと99パーセント（そのほとんど）が赤血球、けれど1パーセントはほかの成分がふくまれている。それはなんだと思う？

翔くん「知ってるよ。白血球でしょ。図鑑で見たもの。」

おしい！　半分正解。答えは「白血球」と「血小板」。このうち、

かさぶたの成分となるのが「血小板」だ。

ケガをして出血すると、人間の体は血を止めるために血管を収縮させるんだ（サッカーでいえば、連動するディフェンダーみたいな感じ）。次に血小板が傷の部分に集まってきて「血栓」というふたをつくり、傷をふさぐ（ナイス・ガード！）。さらにフィブリンという成分が血小板とくっついて血栓を強固にし、「止血（血を止めること）」を完了させるの（さらなる失点はゆるさない！）。フィブリンが血小板にくっつく仕組みはフクザツで、12種類の凝固因子（血を固める★たんぱく質）が関係している（チームワークも大事！）。この凝固因子に異常があって、血が止まりにくい病気が★血友病なの。

かさぶたには、赤血球や血小板、さらにはフィブリンや凝固因子などがふくまれていて、みんなが協力して傷をふさぎ止血しているあいだに、創部（傷口のこと）が元通りになるのを待つ。

悠真くん「そっか、かさぶたには傷口をふさぐだけでなく、元通りになるまでガードする役割もあるのか。」

そゆこと。傷口をかさぶたでおおうことで、傷の治りを待っているのにかさぶたを早く取ってしまうと（まだ傷が治っていない状態だから）、また出血することがある。かさぶ

★たんぱく質：6章を見てね。
★血友病：血液の中の出血をおさえる成分が少ないため、ふつうの人より止血に時間がかかる病気。

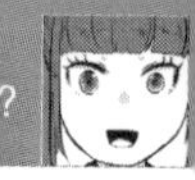

たを早くはがしすぎて、再び出血、もう一回かさぶたができてしまった人もいるんじゃないかな。

★傷口が深いときはばい菌にも注意。火傷もあまくみない

しかしだね、いつまでもかさぶたをそのままにしておいてよいというわけではないぞ。深い傷だと、かさぶたが邪魔になって、傷の下の正常な皮ふが元通りにならないこともあるし。かさぶたのまわりがいつまでも赤く腫れて痛いときは、かさぶたの下でばい菌が繁殖していることもあるし。こういった場合は病院に行ってかさぶたをきれいに取ってもらい、皮ふが早く回復する（「上皮化」といいます）治療をしてもらう必要があるし、ばい菌の部分を取りのぞいて清潔にする必要もあるし。

麻耶ちゃん「先生、また〝し〟でしめくくっている…（汗）。」

つまりだ、少し擦りむいたくらいの傷なら、かさぶたはさわらずに自然に取れるのを待つのがよいし、深い傷の場合や感染を起こしている場合は病院でかさぶたを取ってもらう必要もあるし。

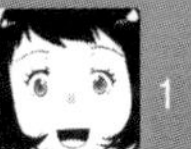

澪ちゃん「はい、はい。わかりましたし…（笑）。」

「はい」は、1回でよろし。それと、**気をつけなければいけないのは「火傷」なの。**なぜなら、火傷は思っている以上に傷が深い場合があるからね。皮ふの表面だけがやられているように見えて、すごく深い部分の皮ふまで死んでしまっていることもあるんだ。火傷の場合はしっかり冷やして、病院で診てもらうことが大事だよ。みんな、わかったかな？

みんな「は〜い、わかったし！」

【マジカルドクターからの答え】
かさぶたの二つの役割を知れば、自然にはがれるまで待つのが一番。でも深い傷や火傷のかさぶたは気をつける。

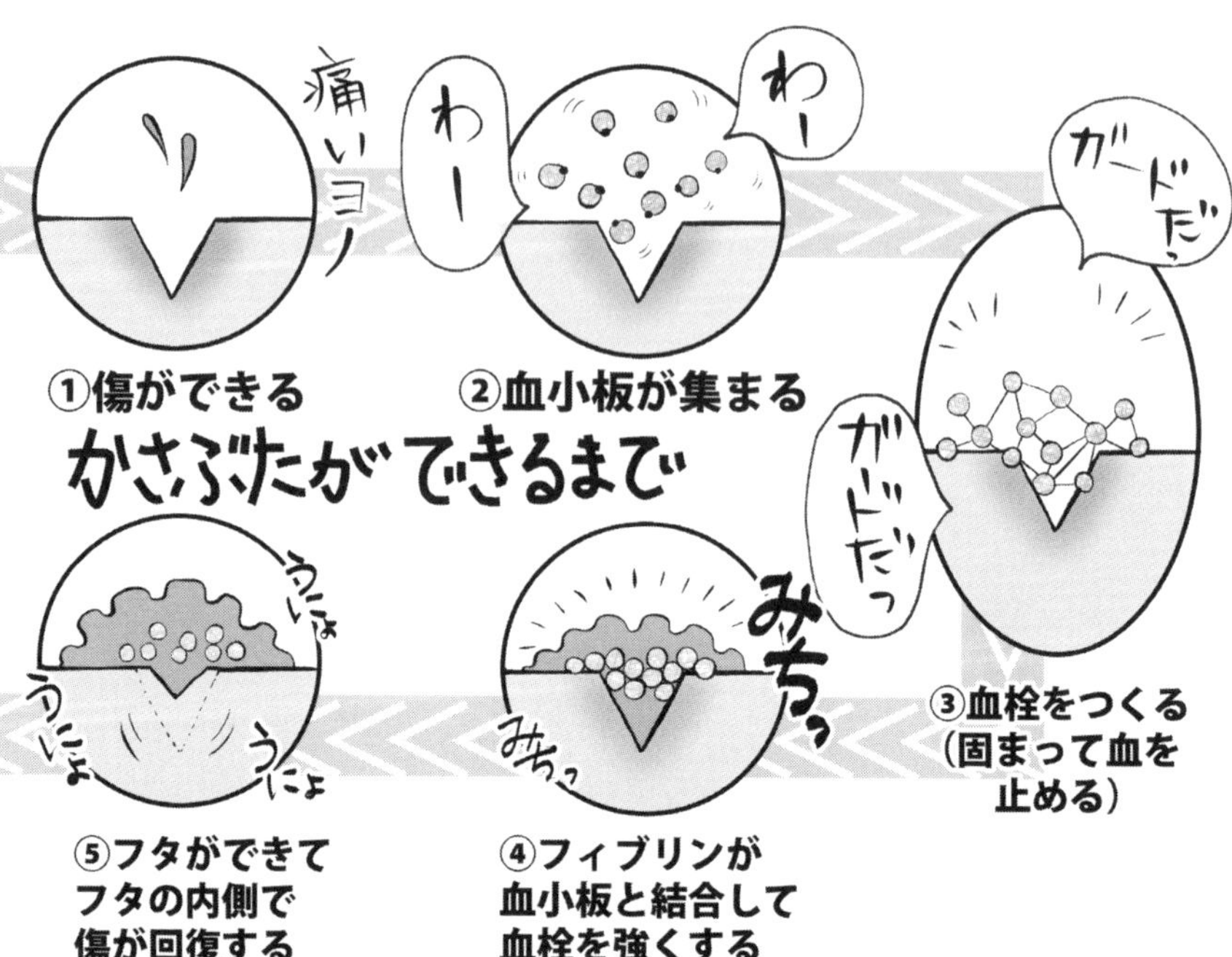
かさぶたができるまで
痛いヨノ
①傷ができる
わー
わー
②血小板が集まる
ガードだ
ガードだっ
③血栓をつくる
（固まって血を
止める）
みちっ
みちっ
④フィブリンが
血小板と結合して
血栓を強くする
うにょ
うにょ
うにょ
⑤フタができて
フタの内側で
傷が回復する

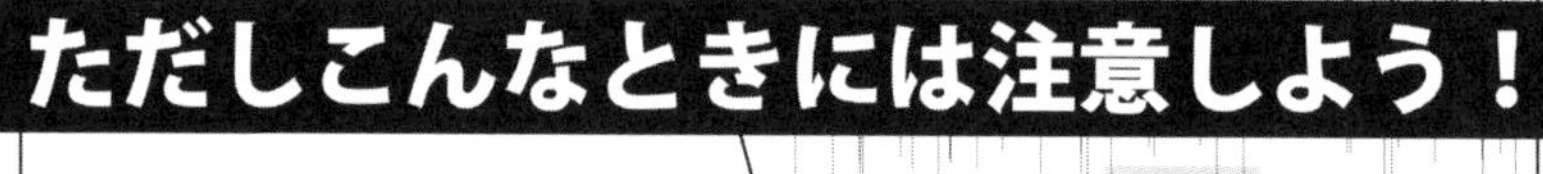
ただしこんなときには注意しよう！

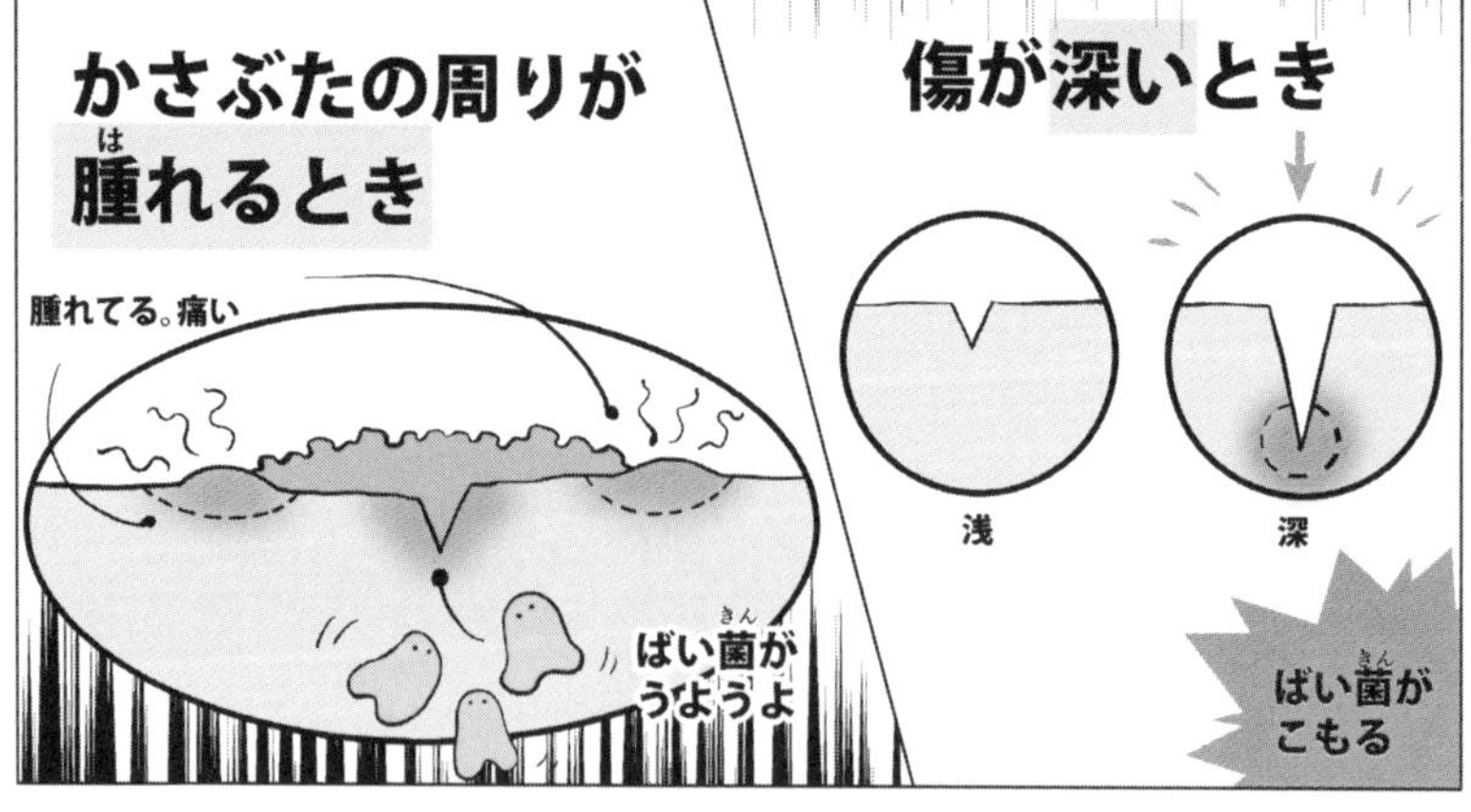
かさぶたの周りが
腫(は)れるとき
腫れてる。痛い
ばい菌(きん)が
うようよ
傷が深いとき
浅
深
ばい菌(きん)が
こもる

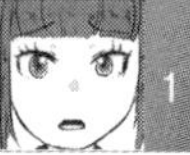

6. ケガをしたあとはどうしたらいいの？

★傷口は消毒しない。きれいに洗うだけ

みんなも転んだり擦りむいたりして血が出たとき、消毒をしてばんそうこうを貼ってもらうよね。

麻耶ちゃん「うん。『傷口からばい菌が入らないようによく消毒してね』って、公園で転んで、膝を擦りむいたとき、お母さんにそういわれたもの。わたし、★アトピーだから肌のことでいつもきつくいわれるの。」

先生も子どものころは「傷口は消毒する」って、学校の先生や親にいわれた。だから、ばい菌を防ぐには「消毒はぜったいしたほうがよい」、そう思ってたの。でもじつは、

傷を早く治すには消毒は必要ありません。

★アトピー：アトピー性皮ふ炎のこと。17章を見てね。

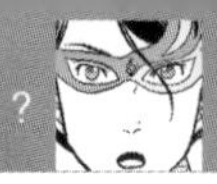

麻耶ちゃん「え、そうなの…？」

傷口を水と石けんでしっかり洗うだけで十分なんだ。「傷口はぬらしてはいけない」といわれたことがあるかもしれないけど、それは滅菌処理（ばい菌をやっつけること）をきちんと行った手術などでできた傷の話。手術の場合は、皮ふはしっかり消毒するし、医者も手洗いをしてきれいな手ぶくろをはめる。そして清潔な状態を保ったままでメスなどによって切り傷ができる。それとはちがい、外でケガをした場合は、土や砂利が傷口やそのまわりにべたっとくっつくよね。その部分を水と石けんで洗い流すのが、まず最初にすること。ただし、

大きな傷の場合は必ず病院で診てもらいましょう。

★湿潤療法って知ってる？　よい点と注意する点

ケガをしたあとは、傷を水と石けんで洗って清潔にしたら、傷口を乾かさないほうが治りはよい。これを「湿潤療法」とよぶの。人間の体は傷ができると、その部分を修復しようといろいろな★たんぱく質が傷口にあつまる。だけど、傷口が乾いた状態だと、傷を治そうとするたんぱく質まで乾燥してしまい、うまく機能しなくなる。湿った状態であれ

★たんぱく質：血液や筋肉などの主な成分。それと、たんぱく質は食べものの栄養を取り入れたあとにいらないものをうんこやおしっことして出したり、細胞の働きなどを助けてくれる「酵素」という成分にもなるよ。

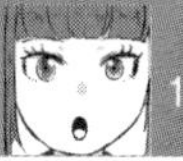

ば、傷を治そうとするたんぱく質も働けるわけね。

麻耶ちゃん「そうなんだ。なら、どうすればいいの…？」

傷口を湿潤状態で保つには「キズパワーパット™」のようなばんそうこうを使うといいよ。でも、この湿潤療法にも注意点がある。一つは傷口が清潔でないとばい菌などの感染が広がってしまうこと。湿潤療法は傷口を治すのに効率がよいけど、ばい菌にとってもぬれている状態は繁殖しやすい環境なの。よく水で洗い流し、傷口をきれいにしておかないとばい菌が広がり、ひどい場合は傷の部分を切り取らないといけなくなる。

ただし、ばい菌が広がって感染を起こしているかどうかを見分けるポイントもちゃんとあるんだ。それはね、傷口が、

❶赤くなっているかどうか、❷熱をもっているかどうか、❸腫れているかどうか、❹押すと痛いかどうか。

この四つが傷口に見られるようであれば、お医者さんは「感染かな…？」と思うわけ。君たちもお友だちがケガをしたら、傷口がこんなふうになっていないか気をつけてあげよう。

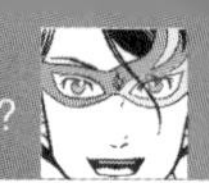

★湿潤療法、やってはいけないときもある…？

傷口がきれいに見えても、湿潤療法を行ってはいけないケースもあるぞ。一つは火傷をした場合だ。火傷の傷は皮ふ科や形成外科などの医療の専門家（「専門医」とよばれる）でないと、傷が深いのか浅いのかの見きわめがむずかしい。浅いと思っていた火傷が意外と深くて、湿潤療法をしたら火傷の部分の皮ふがくさっていたなんてこともある（本当だよ）。なので、火傷に湿潤療法はやめようね。

次に湿潤療法をやめたほうがよい傷は、くぎなどをふんだ場合の深い傷だ。みた目より深く傷ができるから。皮ふの奥のほうまである傷を洗ってきれいにするのはむずかしいし、★破傷風という病気になることもある。破傷風になると多くの患者さんが★けいれんや呼吸困難を起こすから、とてもこわい病気。深い傷には気をつけようね。

【マジカルドクターからの答え】

傷口は消毒せずきれいに洗い流す。ぬれていたほうが傷の治りは早い（「湿潤療法」という）。でも傷口がぬれているとばい菌が増えやすいから、傷口の汚れはしっかり洗い流すこと。火傷や深い傷にはこの治療法はやめよう。

★破傷風：土の中にいる破傷風菌が傷口から体の中に入り、その毒素で「筋肉のこわばり」「呼吸障害」「けいれん」などが起こる。予防接種で防げる。

★けいれん：自分の意思とは関係なく筋肉に力が入り、手足などがひきつること。

乾
タンパク質が
乾燥してしまう
ピキ
しお
しお
しお
湿
タンパク質が
潤っているので
治す機能が働きやすい
ピチ
ピチ
いき
いき

注意
ひゃーこわーい！
俺も気をつけよう

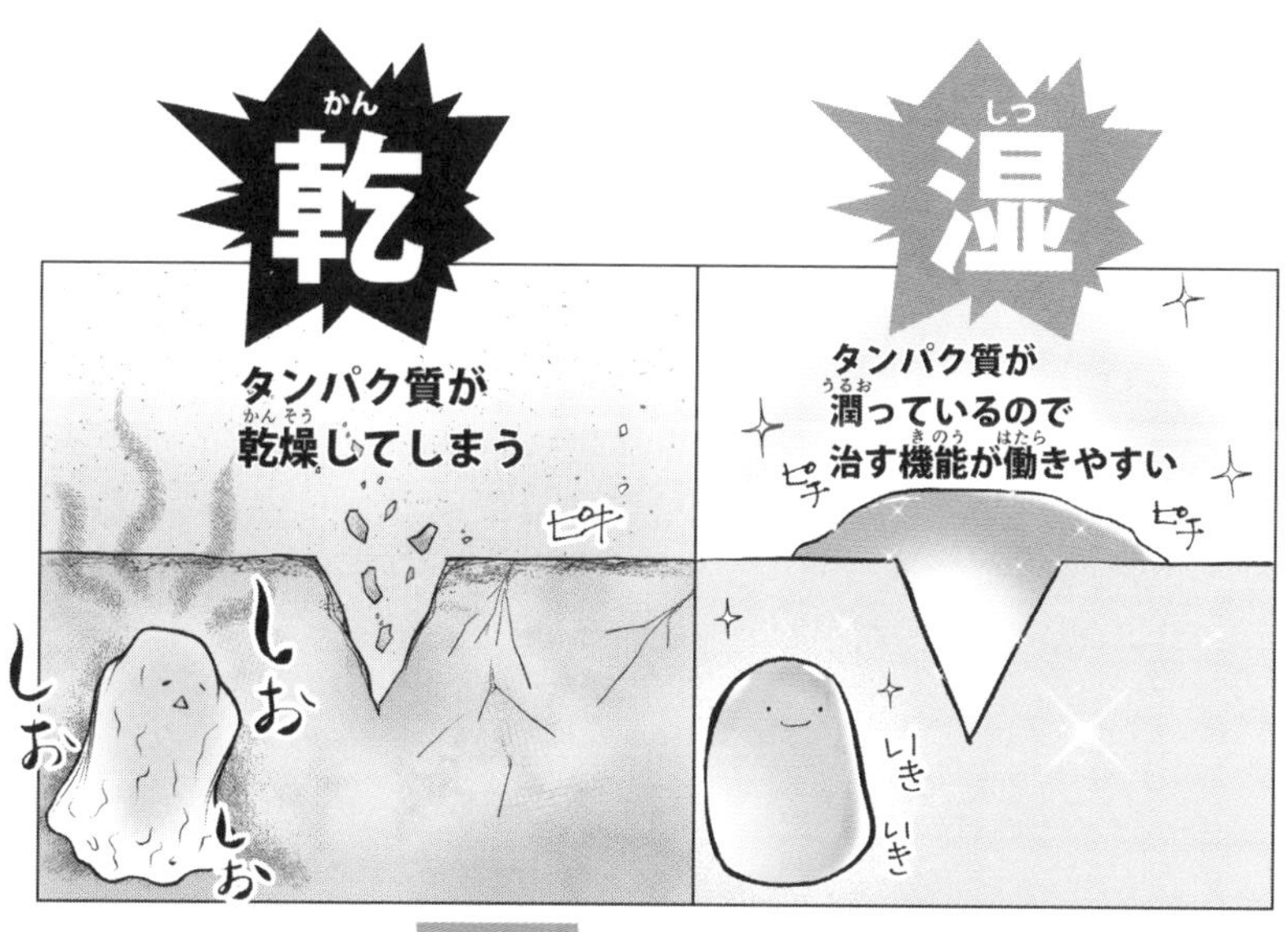

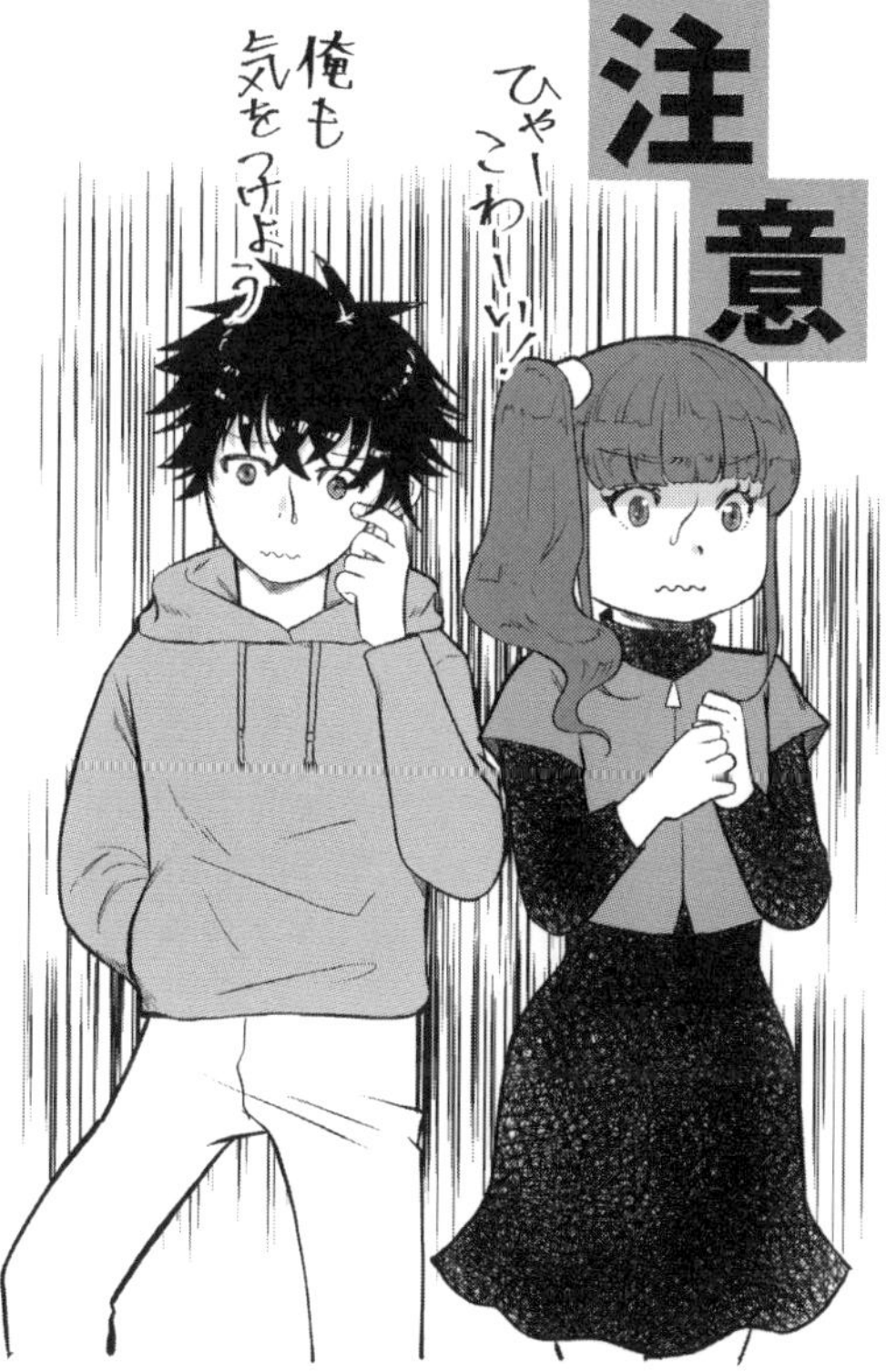

ただし清潔に

①赤くなってるかどうか

②熱をもってるかどうか

③腫れてるかどうか

④押すと痛いかどうか

やけどには使わないこと！

やけどの深さの
判断が難しい

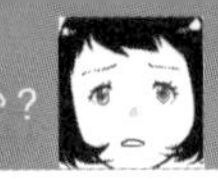

7. 友だちがたおれました。救急車が来る前にできることはなんですか？

★君たちにできることは意外と少ないかも

いきりなりですが、ここで質問！「友だちがとつぜんたおれたり、だれか知らない人がたおれているのを見かけたとき、みんなならどうする？」

澪ちゃん「だいじょうぶ？って声をかける。でも動かしたりしたらいけないのかな。」

翔くん「こわいな。死んでたら大変だし。その人がだれかに殴られていたら、近くに犯人いるかも…。」

麻耶ちゃん「原因不明の感染症だったら、どうしよう。」

悠真くん「でもさ、何もしなければもっとやばいかもよ。」

はい、そこまで。どう？意外とできることが少ないことに気づいた？大人・子ども

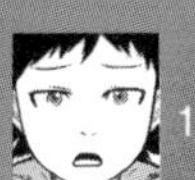

にかぎらず、たおれている人がいて、その場で何かしてあげられることはあまりないんだ。だとしたら何ができる？　もうわかった？

みんな「だれかをよびに行けばいいんだよ。たおれた人を治せる人を。」

そう。その人を助ける知識をもっている医療の専門家（お医者さん）に早く治療してもらえるように、近くにいる大人をよびにいくことが大切なんだ。たとえば、学校内なら保健の先生につないだりする役割としてね。

★マジカルドクターからの提案・その一

では、具体的に学校などで起こるかもしれないケースを考えてみよう。

❶プールをあまく見るなかれ

学校で事故が多いのはプールなの。おぼれて死んでしまうこともある。自分がおぼれるのもこわいし、友だちがプールでおぼれてしまうのもイヤだよね。だから「おぼれないように注意すること」「おぼれたことにすぐに気づいてあげること」が大切だ。

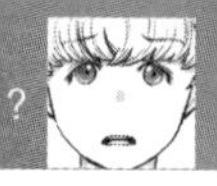

悠真くん「え、それだけ。」

人の話は最後まで聞こうね。まず自分がおぼれないようにするため、プールで遊ぶときは友だちとペアをつくろう。15分おき、30分おきにペアとなった友だちがどこにいるのか、たがいに確認し合うだけで事故は防げるぞ。また、大きなビート板の下に入ると、水面に出られなくなっておぼれることがある。ふざけて水の中にもぐってかくれたりしないように。

それと、人がおぼれるときは、みんなが想うようなおぼれかたはしません。つまり、手足をバタバタさせて「助けて！」とはならない。

おぼれている人は静かに水の中に沈んでいきます。

だから、まわりを十分注意して見てあげてね。それから川遊びはとても危険だよ。大人でも川の流れに足を取られて流されてしまうことがある。大人がいない状況で、子どもだけの川遊びはぜったいにやめること。いくら泳ぎに自信があっても、川を泳いでわたるのは危険だぞ。

❷ひどい食物アレルギーには、注射

食べもののすききらいの話ではなく、みんなの中には食べものに★アレルギーがある人もいるよね。

麻耶ちゃん「わたしアトピーだから。お母さんがすごく食べものにうるさいの。」

アレルギーのある食材を食べると皮ふがかゆくなる人や、ひどい場合は呼吸が止まってしまう人もいる。とてもひどい**食物**アレルギーがある人は★エピペンという注射をいつももち歩いている。間違ってアレルギーのある食材を食べてしまった場合、このエピペンという注射を自分か、まわりの人が打つことで命が助かるんだ。

みんな「自分で注射。ムリ〜！」

食物アレルギーの症状はお医者さんでないと判断するのはむずかしいし、君たちが勝手に注射を打つのも、やっぱり「ムリ〜！」と先生も思うよ。

★アレルギー：16章を見てね。

★エピペン：ハチさされや食物アレルギーなどによるショック時に使うお薬。アレルギー患者やその保護者が注射できる。

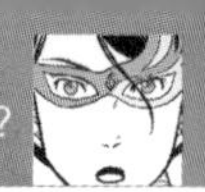

★マジカルドクターからの提案・その二

③熱中症。みんなもできることがある

夏の校庭で運動したりすると、熱中症でたおれてしまう人がいるけど、熱中症をあまく見てはいけないよ。２０１８年、日本では熱中症で５８１人もの人が亡くなっているんだ（★厚生労働省データ）。熱中症のひどい場合は「めまい」や「★けいれん」、「意識障害」があらわれる。熱中症でたおれている人を見かけたら、

声かけしても反応がない場合は救急車をよびましょう。

これは鉄則。そして救急車を待っているあいだは、着ている服をゆるめ、保冷剤などをわきの下に入れて体を冷やすようにしよう。このときムリに水を飲ませるのはやめてね。水がうまく飲み込めずにのどをつまらせる場合があるから。意識がある場合は、体を冷やすことと水分や塩分をとらせてあげるといい。これならみんなにもできるよね。

④頭を強くぶつけたり、たおれている人の場合

頭を強くぶつけた場合は、そのときはだいじょうぶそうに見えても注意が必要だ。あとで気持ちが悪くなって吐いたり、夜になって頭の痛みが強くなってきた場合は、病院で診

★厚生労働省：１章を見てね。

★けいれん：６章を見てね。

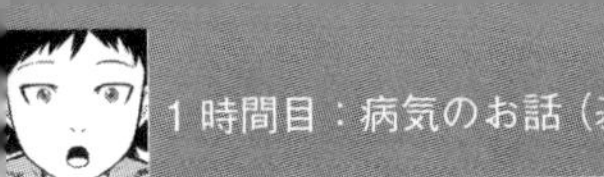

てもらいましょう。慢性硬膜外血腫といって、じわじわと頭の中に血がたまっていく病気もあるから。

それから、おふざけで胸のあたりを強く押すのはやめよう。心臓震盪といって心臓がびっくりして急に止まってしまうことがあるぞ。

翔くん「なんだよ。俺を見るなよ！」

たおれている人を見かけた場合、さっき先生は「あまりできることはない」といったけど、それは基本の認識として知っておいてほしいから、そういったの。

悠真くん「じゃあ、何をすればいいの？」

まず、大きな声でよびかけて意識があるかどうかを確かめる。それとできるかぎり人をあつめよう。そして、こんなときに役立つのが「ＡＥＤ」とよばれる医療機器だ。心臓が止まってしまった人に電気ショックを与える機械さ。この機械のすごいところは、ＡＥＤをたおれている人の胸につなぐと、電気ショックが必要かどうかを機械が判断してくれる

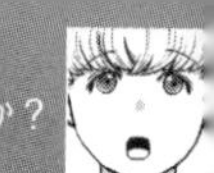

こと。ＡＥＤは学校をはじめ、コンビニとかいろんなところに置かれているよ。子どもでも説明書を読みながらＡＥＤを取りつけることができるから、…みんなも一緒に勉強しよう。

みんな「うん！」

【マジカルドクターからの答え】

救急車をよばなければいけないような病気や事故の場合は近くにいる大人をさがそう。病気を治す知識をもったお医者さん以外、その場でできる処置はかぎられているけど、できることもある。人がたおれている場合は、①意識を確認、②人をよぶ、③ＡＥＤを使う（できるかな？）

★★★★★ **2時間目** ★★★★★

ワクチンや薬のお話
（なぜ、必要なの？）

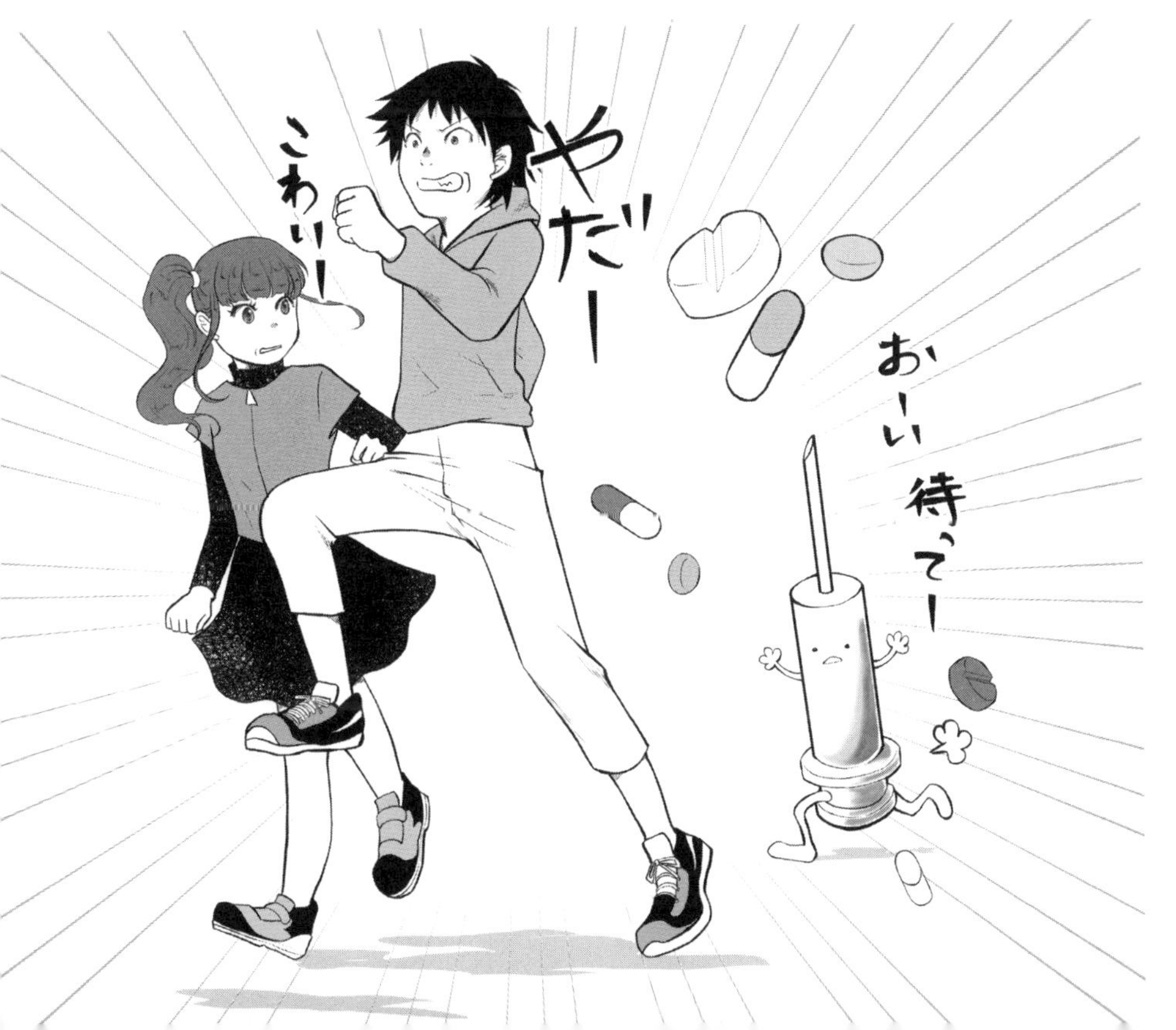

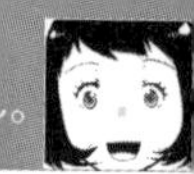

8. 注射をしたくありません。

★針をさされるのがすきなんて人はいない

1時間目の授業は、どうだった？

澪ちゃん「面白かった。知らないことも多かったけど、病気とかケガの話って興味深いのね。マジカルドクターもなかなかお話が上手よ。」

おっと、うえから目線のコメント、ありがとう。いちおうよい評価ということで、気分よく2時間目の「ワクチンや薬のお話（なぜ、必要なの？）」に進むぞ。

先生はね、小さいときから★ぜん息で、ずっと病院に通っていたの。だから注射には慣れっこで、ぜん息がひどいときは二週間に一度は注射をしていた時期もある。小学校低学年のころの話だ。そのあと、ぜん息はすっかりよくなって、大人になってからは病院に行くことが少なくなりました。それでも年に一回の健康診断で、血液をぬかれるときの注射は先生もちょっとこわいかな。針をさされることがすきなんて人はいないと思うよ。でも

★ぜん息：2章と19章を見てね。

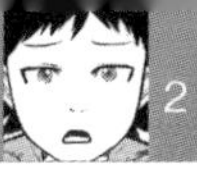

大人が注射をそれほどこわがらないのは、

注射が思ったより痛くないことを知っているから。

翔くん「うそだ、先生。痛いよ、注射。」

いや、がまんできないほどの痛みではない。「注射、イコール、イタ！」と考えてしまうと、その痛さに備えて不安が大きくなるけど、はじめから痛みの度合いを知っておくと、痛みに身がまえなくてもいいのさ。すると注射をされても「あれ、もう終わったの」となる。実際、針による痛さはちくっとするぐらいだからね。

とはいっても、大人でも注射をされるとたおれてしまう人がいる。迷走神経反射とよばれる症状だ。ときどき貧血でたおれる人は、この迷走神経反射でたおれてしまうんだね。ものすごく緊張したり、大きなストレスがかかると、急激に血圧が下がって★失神してしまう、これが迷走神経反射の正体。だから注射する前はあまり身がまえないほうがいいというわけさ（はく手・パチパチ）。

★失神：数十秒ぐらいのあいだ血液の流れが弱まり、脳に流れる血の量が少なくなると、脳が酸素不足になって意識をうしなう。その発作のこと。

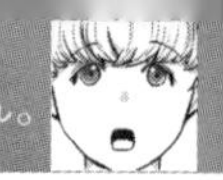

★注射の種類を知ろう

注射にはいくつか種類がある。大きくは「お薬を体の中に入れる注射」と、血液をとる「採血といわれる注射」に分かれる。注射の種類ごとに針のサイズも変わる。細い針のほうが痛みは少ないし、太い針はさすときがやはり痛い。また、針をさす場所によっても痛みは変わる。よく注射をされる「肩の外側の部分」や「肘の内側」は、針でさしてもそれほど痛くないのね。つまりお医者さんや看護師さんは、

より痛さを感じないところに針をさしているわけ（歓声・オ～！）。

悠真くん「でも先生、体の中に薬を入れる注射はわかるけど、どうして血液をとるの？」

採血をすると、体の中で何が起きているのか、ある程度わかるからさ。たとえば、熱が出ている場合、体温の「高い・低い」のちがいが必ずしも病気の「重い・軽い」を意味しないことがある。お医者さんは、体の中で起きている炎症（熱の原因）が命にかかわるものかどうかを評価する場合は体温だけでなく、★白血球の数であったり、CRPとよばれる

★白血球：血液の成分の1つ。病原体やウイルスなど体に進入してきた異物を確認すると、取りこんでやっつけてくれる。

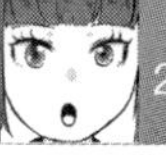

数値で判断するんだ。

麻耶ちゃん「CRPって、な〜に？」

血液成分の一つ（たんぱく質）だよ。体の中で炎症が起きたり、組織が部分的にこわれていたりすると、このCRPくんが血液の中にたくさん出てくるわけ。健康な人の血にはCRPくんはほとんどいないから、この数値が高い・低いで「炎症のある・なし」を判断できる。なので、発熱の原因などをさぐる検査としてよく使われるんだ。

逆に熱がそれほど高くなくても、採血をして白血球やCRPくんの数値が高ければ、お医者さんは「抗菌剤（ばい菌をやっつける薬）の点滴をしたほうがいい」と判断するわけ。患者さんを診て、「何かおかしいな？」と感じたら採血などの検査をする。

お薬を体の中に入れる注射の仕方も「皮内注射」「皮下注射」「筋肉注射」「静脈内注射」といろいろ種類がある。皮内注射は、皮ふの中に薬を入れるため皮ふの浅いところにさす注射。皮下注射は、皮ふの下の組織である脂肪の部分に薬をとどける注射。筋肉注射と静脈内注射は文字通り、筋肉や静脈という血管に直接さす注射。種類によって薬が効くスピー

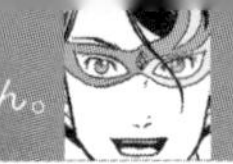

ドがちがうので、「薬をゆっくりとどけたいか」「急いで効かせたいか」で注射の仕方が変わってくる。

翔くん「俺の受けていた注射は皮下注射だった。」

先生も子どものころ、皮下注射を受けていた。飲み薬で治せるのならわざわざ痛い注射をしなくてもいいけど、お薬は直接血管の中に入れたほうが効きめが高いんだ。飲み薬は体の中に入ったあと、腸の内側から薬が吸収されて、そのあと血管内を通るから、注射に比べると薬の成分が病気の部分にとどくのに少し時間がかかる。「治療効果をより高めるために注射をすることがある」と覚えておくといいよ。

【マジカルドクターからの答え】

注射は痛い。でも「痛い」とこわがりすぎると痛いと感じやすいかも。大きく分けて「薬を体の中にとどける注射」「血液をとる注射」の二つがある。注射の種類を知っていると、注射をする理由もわかるよ。

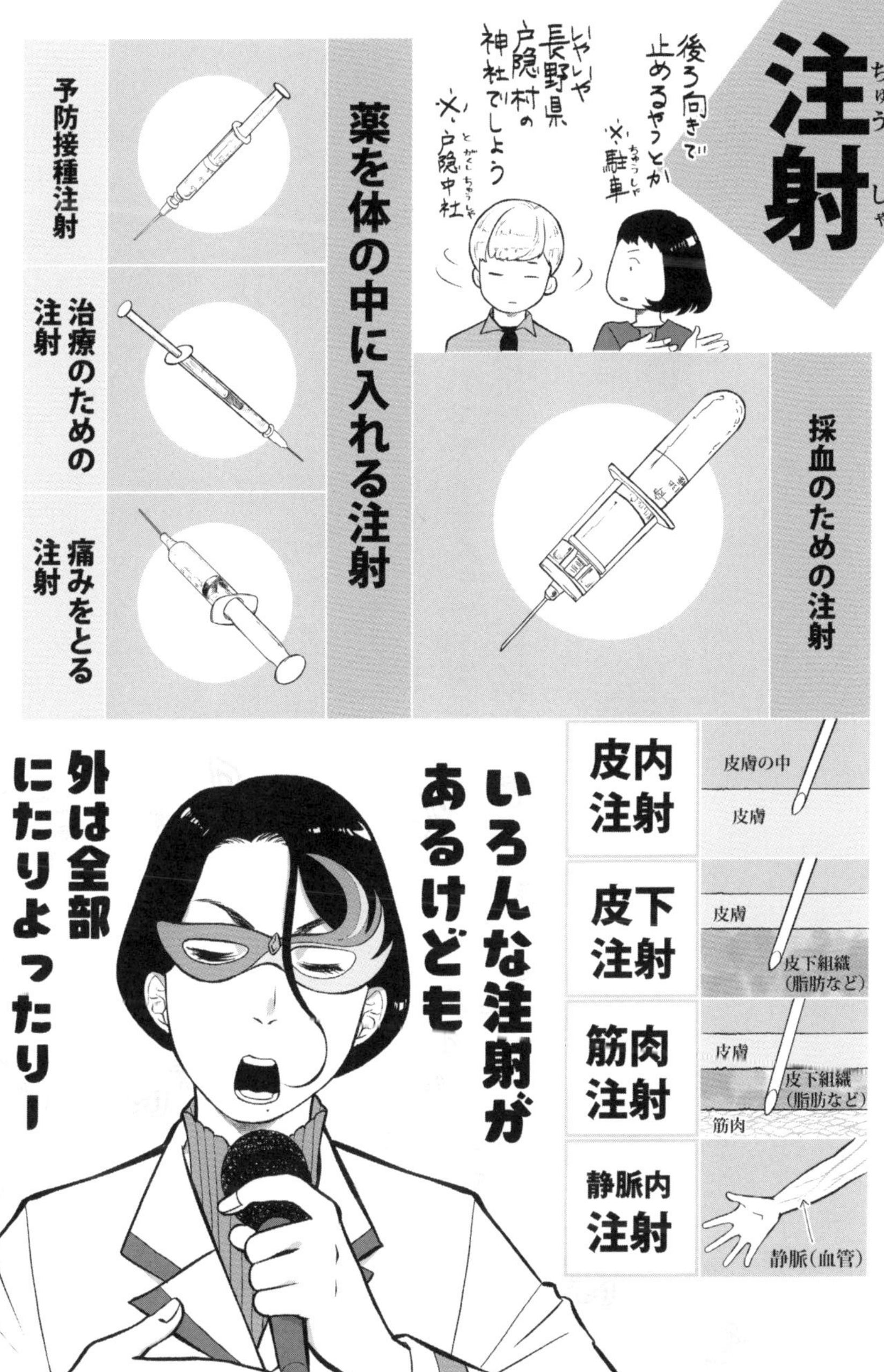
注射（ちゅうしゃ）
後ろ向きで止めるやつとか
※駐車（ちゅうしゃ）
いやいや長野県戸隠村の神社でしょう
※戸隠中社（とがくしちゅうしゃ）
薬を体の中に入れる注射
予防接種注射
治療のための注射
痛みをとる注射
採血のための注射
皮内注射
皮膚の中
皮膚
皮下注射
皮膚
皮下組織（脂肪など）
筋肉注射
皮膚
皮下組織（脂肪など）
筋肉
静脈内注射
静脈（血管）
いろんな注射があるけども
外は全部にたりよったりー

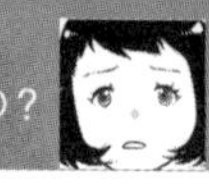

9. 予防接種はなんのためにあるの？

★感染したらこまってしまう人のためにも必要だよ

みんなも小さいころにたくさんの★ワクチンの予防接種を受けたはず（次のページの表を見てごらん）。「さんざん注射をされたから、もういやだよ」と思うかもしれないけど、中学生になっても受けたほうがよい予防接種もあるからね。予防接種とは、

❶体の中にワクチンを入れて感染症という病気にならないように

❷その病気になったとしても症状が軽くてすむようにするために

受けるものなんだ。予防接種で防げる病気はいくつもある。たとえば、風しんはワクチンで予防できる感染症の一つ。風しんにかかると、一部の患者さんは脳炎という重い病気を引き起こしてしまう場合がある。それと、妊婦さんが風しんに感染すると、生まれてくる赤ちゃんが先天性風しん症候群という病気にかかり、心臓や目や耳に障害が出ることもある。

澪ちゃん「赤ちゃんは何も悪いことしていないのに、かわいそう。」

★ワクチン：感染症をひき起こす細菌やウイルスの一部から毒性を弱めたものでつくったお薬。ワクチンの仕組みについては20章を見てね。

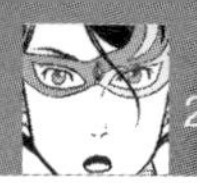

ワクチンの種類		乳児期	幼児期	学童期/思春期
		生直後 〜11か月	12か月〜23か月 2〜5才	6〜9才 /10才以上
インフルエンザ菌b型		生後2か月〜4才ぐらい		
肺炎球菌		生後2か月〜4才ぐらい		その後も接種可能
★B型肝炎	ユニバーサル	生直後から11か月ぐらい	その後も接種可能	
	母子感染予防	生直後から6週、6か月		
ロタウイルス	1価	生後6週から5か月ぐらい		
	5価	生後6週から7か月ぐらい		
4種混合		生後3か月〜7.5才ぐらい		
3種混合		生後3か月〜7.5才ぐらい		その後も接種可能
2種混合		生後3か月〜10才も接種可能		11〜12才（その後も接種可能）
ポリオ		生後3か月〜7.5才ぐらい		その後も接種可能
BCG		生直後〜11か月ぐらい	その後も接種可能	
麻しん・風しん混合			生後12〜23か月／ 5〜6才	その後も接種可能
水痘			生後12か月〜 2才ぐらい	その後も接種可能
おたふくかぜ（任意）			生後12〜15か月／ 5〜6才	その後も接種可能
日本脳炎		生後6か月〜7.5才ぐらい／ 9〜12才ぐらい（その後も接種可能）		
★インフルエンザ（任意）		生後6か月〜（毎年10月や11月ぐらい）		
ヒトパピローマウイルス				小6年〜高校1年ぐらい （その前後も接種可能）

ワクチンの種類とだいたいの予防接種時期（色を塗ってある期間）。この表は子ども向けに簡略化しています。くわしい内容は日本小児科学会が推奨する「予防接種スケジュール（2021年3月改訂版）」を見てね。

★B型肝炎ワクチン：赤ちゃんのお母さんがB型肝炎の場合は「母子感染予防ワクチン」を、そうでない場合は「ユニバーサルワクチネーション」といって、そのほかの感染ルートを予防するワクチン接種が受けられる。

★インフルエンザ：毎年秋に受ける予防接種はこのワクチンだよ。

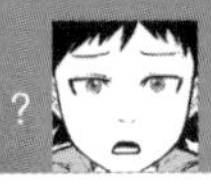

先生もそう思うよ。なので、風しんはワクチンでできるかぎり防ぎたい感染症といえる。ただ、もともと別の病気があってこのワクチンが打てない人もいるため、そういう人たちに風しんをうつさないためにも、健康な人たちがワクチン接種をして風しんを予防することがとても大切なんだ。

翔くん「俺、注射いやだけど風しんの予防接種するよ。」

みんなは麻しん・風しん混合ワクチンを接種ずみだからだいじょうぶだよ。でも1961～78年のあいだに生まれた人はこのワクチンを接種していないため、今再接種をよびかけているところだ。風しんになったらこまる人を守るためにも、予防接種は必要なんだね。

★正しい知識を身につけ、健康は自分で守れる大人になろう

もう一つ大事なワクチンとしてヒトパピローマウイルスワクチンがある。がんは、おじいさんやおばあさんなどのお年寄りだけがなる病気ではない。じつは若い人もがんになることがあり、★子宮頸がんは20代の女性でも発症するがんなの。このがんの原因はヒトパピローマウイルスであることがわかっていて、このワクチンを注射することで予防できる

★子宮頸がん：お母さんのおなかの中に赤ちゃん（胎児）ができたとき、その胎児を育てる臓器を子宮といい、洋なしを逆さにしたような形をしている。子宮の入口（子宮頸部）にできるがんを子宮頸がんという。

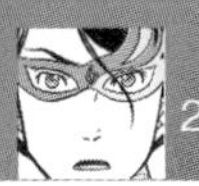

ので、世界中で予防接種がすすめられているけど、日本では「★副反応がこわい」というテレビや新聞の報道があって、あまり正確に知られていないんだ。

澪ちゃん「それ、本当？」

たしかに一部の人には副反応が見られたかもしれない。でも大部分の人は科学的にも健康に影響がないといわれている。専門家の予想では、今の状況がつづけば子宮頸がんで亡くなる患者さんが増えるのは日本だけで、ほかの先進国ではワクチン接種により子宮頸がんは減っていくと考えられている。テレビのニュースをそのまま信じて、「子宮頸がんワクチンはこわいから打たないように」といっている大人がいるのも事実。でもみんなには、

正しい知識を身につけて、自分の健康はちゃんと自分で守れる大人になってほしい。

だれがどんなことをいおうと、痛みや苦しみやつらさを引き受けるのは全部自分の体なのだから。

★副反応：ワクチン接種によって発熱などの症状が出ること。薬の副作用とは分けて用いるよ。

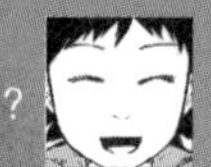

【マジカルドクターからの答え】

ワクチンの予防接種をすると、ばい菌やウイルスなどの感染性の病気を防いでくれるよ。もし感染したとしても症状が軽くなる。ワクチンを打てない病気がある人や感染によって別の病気になってしまう人たちのためにも、みんなが予防接種をし、感染を広げないことが大切なんだ。

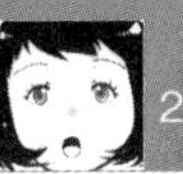

10．どうして薬を飲まないといけないの？

★体のバランスを元にもどす力がある

薬を飲むときはたいてい具合の悪いとき、だから薬がすきな人はあまりいないよね。みんなはこれまで、どんなときに薬を飲んだかな？

澪ちゃん「熱が出たとき。」
麻耶ちゃん「ごはんを食べたあとに肌がかゆくなったとき。」
翔くん「夜、せきが止まらないとき。」

そうか…つらかったね。体が弱っていたり、つらいときに薬を飲む。でも薬を飲むと、つらかった体がよくなるよね。これって、薬を飲むと「元気な人がさらに元気になる」ということかな？　それとも「弱っていた人がふつうの状態にもどる」ということかな？

翔くん「あ、わかった。『ドラゴンボール』の仙豆と同じでしょ。元気になるんだよ。

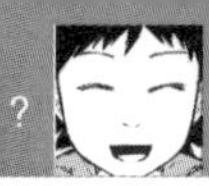

サイヤ人の場合はさらにパワーアップするし。」

よし、その「元気」という言葉の意味を少し考えてみよう。

まず、人間の体はシーソーのようにバランスを保っているんだ。寒いところに行っても、暑いところですごしても、体温はだいたい36度ぐらいだよね。このように体温や呼吸の数や睡眠時間などのバランスを保とうとする仕組みのことをホメオスタシスという。このホメオスタシスのおかげで、人間の体は毎日同じような体調で生活することができる。少し遊びすぎてつかれても、いつも通りの生活をしていれば、数日後には元気になっているって、すごいことだと思わない？

それに対して、病気のときは「ホメオスタシスがくずれた状態」なんだ。

- **かぜをひけば、体温は上がる。**
- **ぜん息の発作が起きれば、せきがつづき、息がヒューヒューとなってしまう。**
- **★アトピーになると、皮ふがカサカサし、かゆみがつづく。**

このように人の体の中でバランスが取れていたシーソーがうまく働かなくなると、「発

★アトピー：アトピー性皮ふ炎のこと。17章を見てね。

熱」「せき」「皮ふの炎症」などの症状としてあらわれるんだ。つまり、シーソーの片方に重い荷物が乗ってバランスがくずれてしまった状態が「病気」ともいえる。

薬は、バランスのくずれたシーソーを元の状態にもどす働きをする。

つまり薬の力で、片方の重しを取りのぞく働きをしたり、軽くなってしまったもう一方を重くして、病気になる前のバランスが取れていた状態にするんだね。薬を飲むことで、体の力だけではどうにもできなくなったバランスを、もう一度もどすことができる。仙豆で元気になるという答えは、半分は正解。でも元のバランスを保つ以上に元気になる（パワーアップ）という意味ではないの。

★心の病気は気合いだけでは治らない

かぜなどの感染症やアトピーなどのアレルギーで、薬の力を借りてバランスを取りもどすことは、みんなもイメージしやすいと思う。ところが心の問題はどうだろう。心がつかれているときやダメージを受けているときは、多くの人が気力でがんばろうとするよね。うつ病などの心の病は、自分の力では心のバランスが取れなくなっている状態で、だから「死んでしまいたい」と考えてしまったりする。心の病気になる手前の軽い症状であれば、

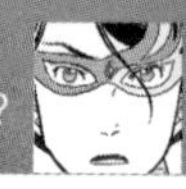

ユーチューブを見て気分転換をしたり、友だちに相談して回復できるかもしれない。ただ、心のバランスが完全にくずれてしまった状態では、気力や心のもちようだけではどうにもならないことがある。そういう場合は、きちんとお医者さんに診てもらってお薬だけでなく、ほかの方法（睡眠や休息をとったり、運動をしたり、カウンセリングを受けるなど）もふくめて治療することが大事だよ。

【マジカルドクターからの答え】

体の中のバランスがくずれたとき、病気になる。薬にはそのバランスを元にもどす力がある。ただし、心の病気は薬だけでは回復しないため、きちんとお医者さんに診てもらって、ほかの方法もふくめた治療が必要だよ。

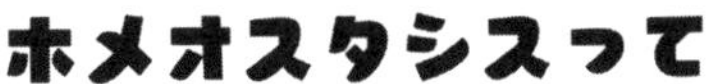

ホメオスタシスって

な〜に?

ホメオスタシスが
機能している
バランスが
とれている

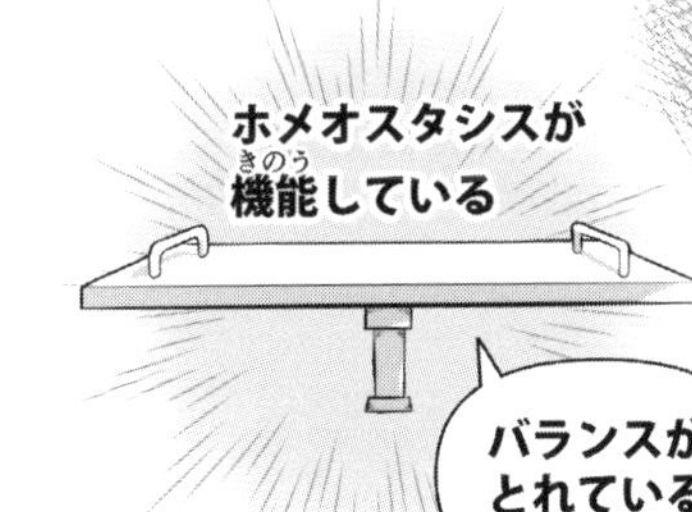

おっとっと

ホメオスタシスが
崩れた状態

おっとっと

発熱
ふらあ
ぜん息の
発作
ゲホゲホ
ゼーゼー
アトピーが
ひどくなる
かゆかゆ

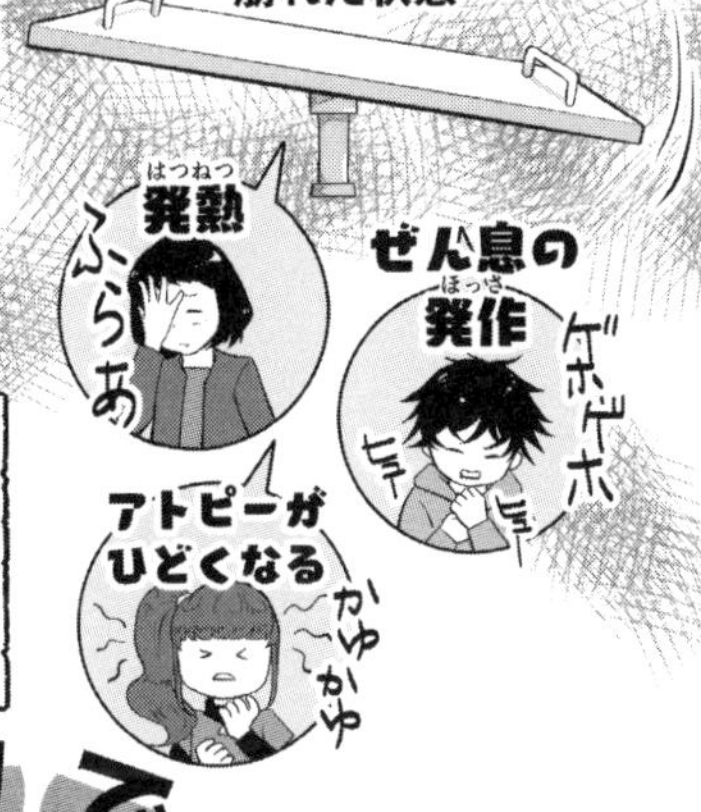

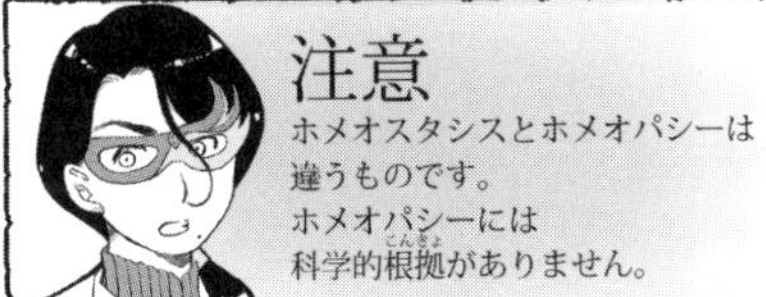

薬の力で!

じゃじゃーん

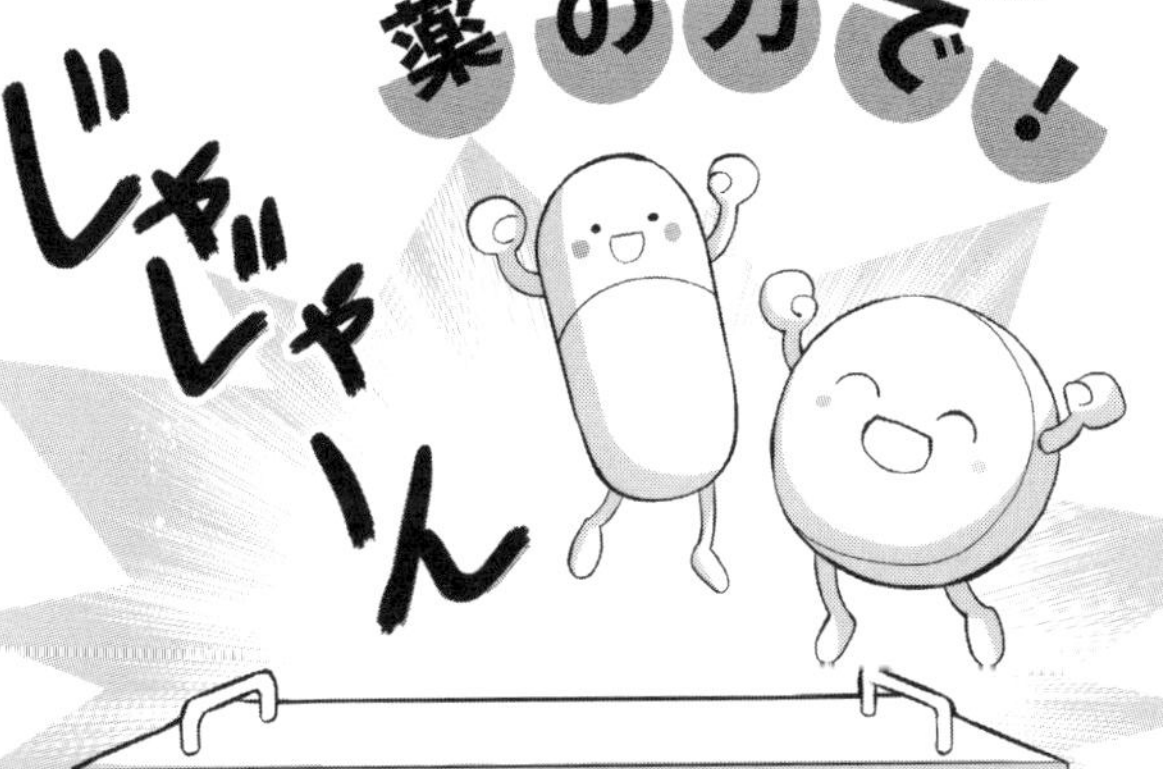

漢字で
生物恒常性

英語で
homeostasis

バランスをもとに戻す!

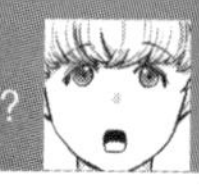

11. 薬って、どうやってできるの？

★サッカー少年が日本代表に選ばれるくらいむずかしい

先生はね、みんなのマジカルドクターだけど、少し前は大学病院の研究室にいて、ずっと薬をつくる研究をしてきたの。新しい薬をつくることは気の遠くなるような作業の連続なんだ。たとえば、研究室でがんに効く新しい物質を発見したとしよう。この物質が薬になる可能性はだいたい一万分の一ぐらい。それくらい薬の開発はせまき門で、一万個の薬の候補となる物質の中からたった一つだけが病院で使われる薬へと成長できるんだ。

悠真くん「まじかよ…。」

まじだよ。新しい薬をつくるのはサッカーや野球が上手な子が将来プロのスポーツ選手になって、さらに日本代表に選ばれるのと同じくらいむずかしいかも。それくらいいくつもの試験や試練をくぐりぬけて、はじめて患者さんの役に立つ薬になる。

★薬ができるまで【エピソード1～3】

ここで、薬ができるまでの道のりを紹介しよう。長いながい薬の物語【エピソード1～3】だ。

【エピソード1】

あなたは同盟軍の科学者だ。帝国軍のデス・スターの攻撃の影響で、銀河中でがんになる人が多くなってしまった。そこで、同盟軍のエース科学者である君は、がんを治せる可能性がある物質で新しい薬（ここでは「スーパー抗がん剤」という名前にしよう）の開発に着手した。最初に行うことは、動物実験でこのスーパー抗がん剤の効果をたしかめ、安全であることを証明すること。具体的には、ネズミに人工的ながんをつくって、この薬の効果を見る。するとスーパー抗がん剤はみごとにネズミのがんを治すことができた。薬になりそうな物質の発見から動物実験の段階を①基礎研究という。

次に、この新しい薬が安全かどうか、試験管の中で細胞にまぜてみたり、動物に飲ませて評価する。ここまでを②非臨床試験とよぶ。

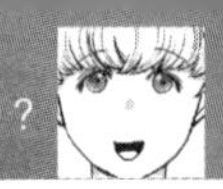

【エピソード2】

スーパー抗がん剤の効果と安全性が確認されたら、その次は③人間への投与（薬をあたえること）だ。ただし「本当に人間に投与してよいかどうか」については④その星の政府や病院の審査がある。研究データを提出して、決められた手順（ルール）で新しい薬が準備されているかなどが確認される。ここでOKがでれば、まずは数人の健康な人にスーパー抗がん剤を使うことができる。これは⑤第Ⅰ相臨床試験といわれる。このとき、新しい薬の濃度を少しずつ変えて、どの濃度であれば安全かも確認する。思いもしなかった★副作用が起き、この新しい薬の投与を受けた人が死んでしまうようなことがあれば、新薬の開発は中止となる。

【エピソード3】

第Ⅰ相臨床試験で人間に使って問題がないとわかれば、次の段階ではもう少し人数を増やしてこんどはがんの患者さんへ投与して安全性を確認する。⑥第Ⅱ相臨床試験とよばれるものだ。ここでも「スーパー抗がん剤はだいじょうぶ」とわかれば、⑦第三段階（第Ⅲ相臨床試験）ではじめて薬の効果を判定する。このとき「本物のスーパー抗がん剤」と「にせ物の薬」を用意し、投与する医者も治療を受ける患者さんもどちらが本物かわからない

★副作用：薬が体によくない作用を起こすこと。薬の飲み方を間違えたり、症状に合っていない薬だったり、体がその薬を受けつけなかったりすると、副作用が起こることがある。

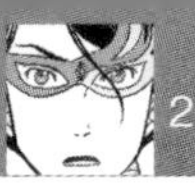

状態で使ってみるんだ。研究を管理する一部の人だけがその内容を知っている。この状態で数百人レベルの評価を行い、あとで答え合わせをしたときに、

「本物のスーパー抗がん剤」のほうでがんが小さくなっていれば合格だ。

なぜ本物とにせ物を使うかというと、にせ物の薬でも患者さんの期待と思いこみで病気がよくなってしまうことがあるからさ。これはプラセボ効果という現象だ。その新薬がプラセボ効果で効いているのか、本当に効果があるのかを調べるためには、患者さんもお医者さんも答えを知らない状態で試験をする必要があるわけ。すべてのデータがそろい、人間でも効果があって安全だとわかって、はじめて⑧その星の政府が新薬として承認するかどうかを判定する【エピソード・完結！】。

★一つの薬ができるまでに十年から十五年

第Ⅲ相臨床試験では、がんの場合、判定まで二年から三年ぐらいはかかる。

悠真くん「まじかよ・2回目」

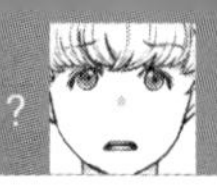

まじだよ・2回目。その前の段階の第Ⅱ相臨床試験でも同じくらいの時間がかかる。試験と試験の合間の書類手続きなどに、さらに半年から一年かかるので、最初の動物実験までふくめると、一つの新薬ができるのに十年から十五年近くかかる。最近はこのステップをなるべく簡略にして早くお薬ができる体制づくりが進んでいるけど、まだまだ時間がかかるのが現状だ。

悠真くん「先生、めまいがしてきた。ぼく、お医者さんになれるかな…。」

フォースと共にあらんことを。

【マジカルドクターからの答え】
ある薬の候補となる物質が薬になる確率は一万分の一くらい。さまざまな試験をへて、十年から十五年くらいの時間をかけて、ようやく新しい薬ができる。

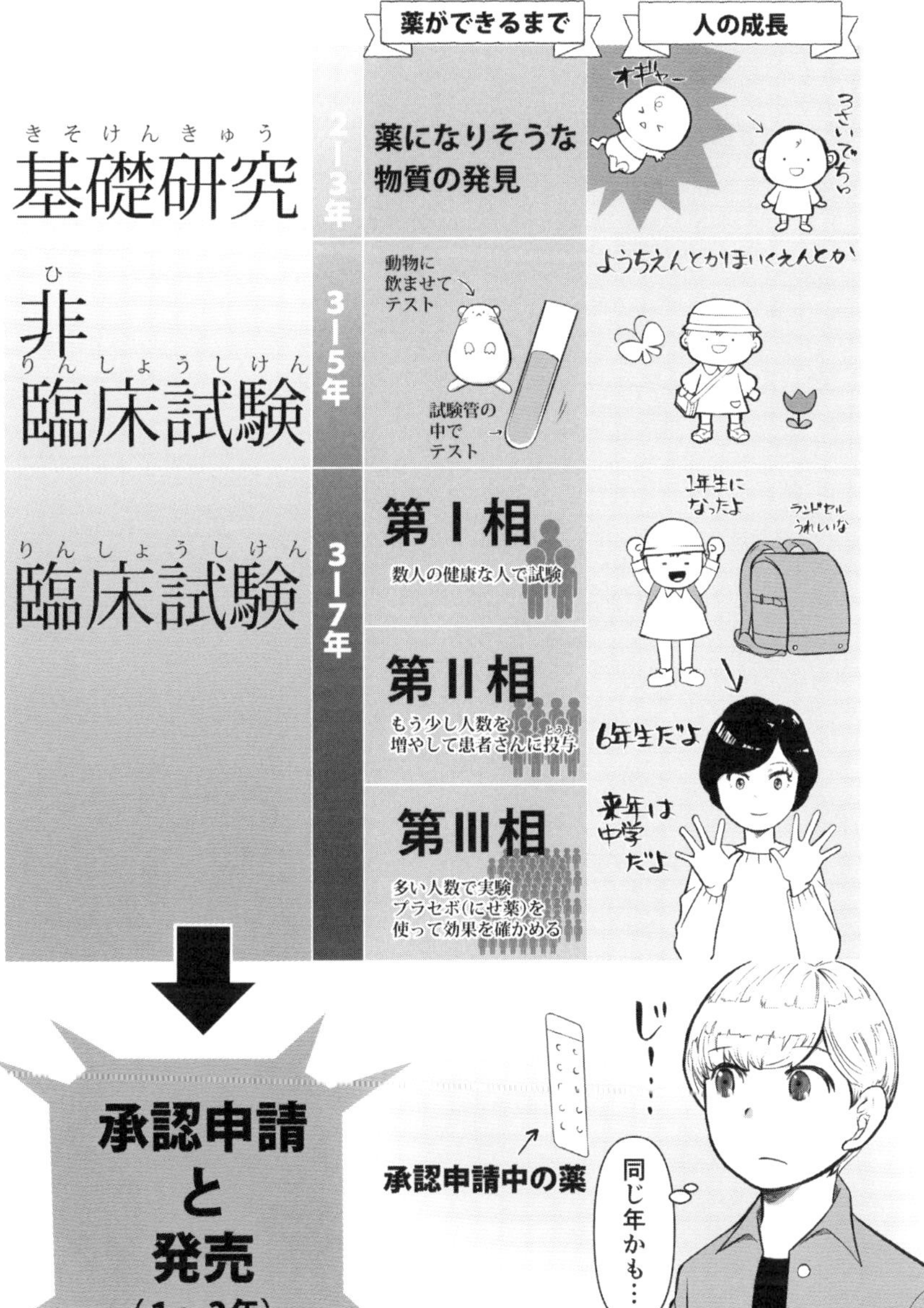
薬ができるまで
人の成長
きそけんきゅう
基礎研究
2～3年
薬になりそうな物質の発見
オギャー
3さいでちゅ
ひ りんしょうしけん
非臨床試験
3～5年
動物に飲ませてテスト
試験管の中でテスト
ようちえんとかほいくえんとか
りんしょうしけん
臨床試験
3～7年
第Ⅰ相
数人の健康な人で試験
1年生になったよ
ランドセルうれしいな
第Ⅱ相
もう少し人数を増やして患者さんに投与（とうよ）
6年生だよ
第Ⅲ相
多い人数で実験
プラセボ（にせ薬）を使って効果を確かめる
来年は中学だよ
承認申請と発売（1～2年）
じー・・・
承認申請中の薬
同じ年かも・・・

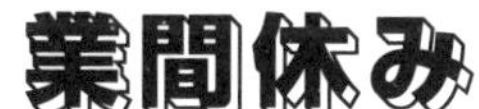

標準治療(ひょうじゅんちりょう)って、な～に？

ユーチューバー

健康食品を売る
通販番組

健康は
腸で決まる

インチキ
健康本の著者

メタアナリシス
システマティックレビュー

ランダム化比較試験
（RCT）

観察研究

総説：専門家の意見や考え

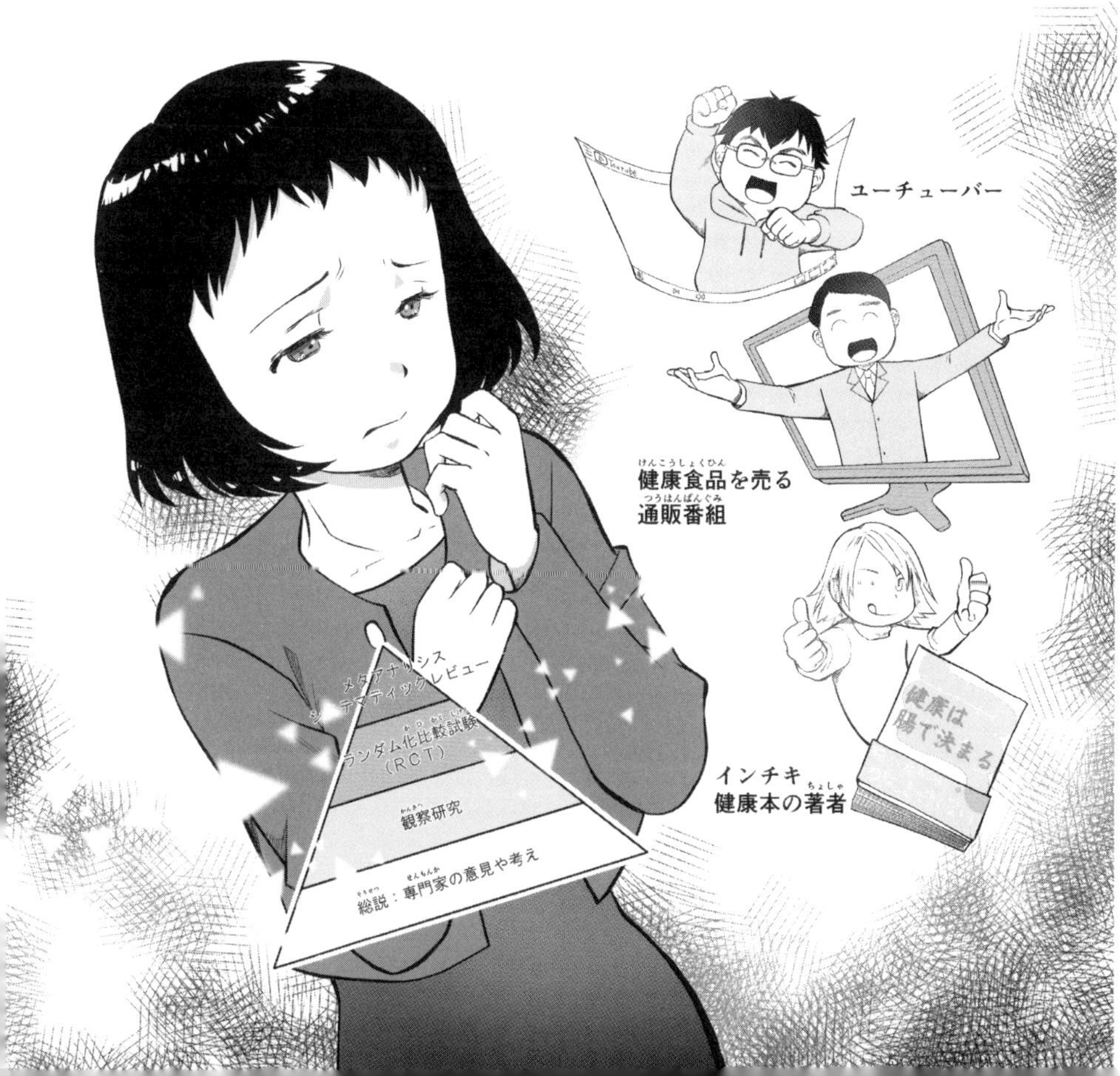

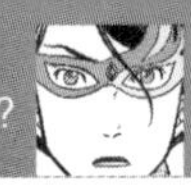

12. ユーチューブで「病気がよくなった話」をしていました。信じていいですか？

★医療の専門家でない人の話はまず疑う

お医者さんになるには、医学部に入ってかなり勉強しなくてはいけないことは話したよね（2章）。辞書みたいな厚さの教科書を何十さつと暗記し、医師国家試験に合格してはじめて医者になれる。でも医学の分野は進歩がとても早くて、「一か月から二か月ぐらいで医療情報は二倍にもなる」といわれている。先生の専門は皮ふ科でがんやアレルギーの患者さんを多く診ているけど、毎日勉強しないと医療の最先端の話題についていけないの。なので、

医者として働くかぎり一生勉強しなくてはいけない。

病気はだれでもかかるし、熱やせき、体の痛みやかゆみなどの症状は、みんなも経験したことがあるよね。病気は身近すぎる出来事だから「あれをしたら治った」「これを試したらよくなった」という【病気がよくなった話】を聞いたことがあるかもしれない。ただ「病

気がそのせいでよくなったのか」「ぐうぜんよくなったのか」は、お医者さんでないとわかりにくいことなんだ。

最近は、ユーチューブで病気の話をする人が増えてきた。お医者さんでなくても、有名なユーチューバーが病気の話をしたりする。でも、医療の専門家でない人がそうした話をしているときは「本当にそうなの？」とまずは疑ったほうがよいでしょう。その人の話は間違っているかもしれないし、もしかしたら古い医療情報かもしれない。医学の進歩は早いので、少し前の情報だと新しい発見によってそれまでの医療の常識が変わることもある。専門家でないかぎり、病気にかんする最新の正しい知識を話すのはむずかしい。

澪ちゃん「本はダメなの？　お母さんはいつも熱心に健康本を読んでいて、★民間療法とか、★ホメオパシーにくわしいんだから。」

テレビや新聞、本屋さんで売っている本も病気にかんしては「ウソ」と「ホント」がまざっているから、「本だからいい」「テレビだからダメ」とはいえないの。ただ、テレビや新聞はウソが少しずつ減っていると先生は感じている。それは、テレビでウソの医療情報

★民間療法：4章を見てね。

★ホメオパシー：人の体に病気や症状を起こしうる薬（ホメオパシー薬）を使い、人体にある自然に治る力に働きかけて回復にみちびく治療法。医学的効果は否定されている。

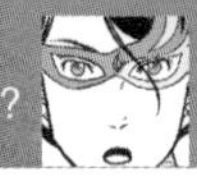

が放送され、そのせいで病気になってしまう人が出たこともあり、大きな問題となったから。かつて「なまのシイタケの汁を飲むと健康になる」とテレビで紹介されたことがあった。皮ふ科の医者なら「なまのシイタケには体をかゆくする成分がふくまれている」ことは知っているけど、そのせいでテレビ放送の次の日は、体がかゆくなった人が皮ふ科に押しよせたこともある。

こういったテレビ番組を見た人たちの健康被害が起きたことで、テレビ局の人たちも医療情報のあつかいに慎重になってきたんだ。新聞も同じ。間違った医療情報を新聞記事にすると、今の時代は専門家から多くの反論がとどいちゃう。だから医療情報を公開するときは専門家の意見を参考にして記事にしたり、テレビ番組をつくるようになってきた。これはとてもいいことだと思うよ。

「本はダメなの？」という澪ちゃんの質問だけど、本屋さんで売っている本の中にはウソが書いてあるものもまだまだ多いかも。たとえば、先生が専門としている★アトピー性皮ふ炎の分野の本では、インターネット売上ランキングトップ10のうち、七さつは間違った医療情報をあつかったもので、医療的に適切だったのは三さつだけでした（2021年

★アトピー性皮ふ炎：17章を見てね。
★SNS：ソーシャル・ネットワーキング・サービスの英語名の略称。インターネット上で社会的なつながりや人との交流を可能にするサービス。ツィッター、ライン、フェイスブック、ユーチューブ、インスタグラム、ティックトックなどがある。

1月しらべ）。がんの分野でも医療的にホントの本は同じくらいか、もっと少ない数だったかも。

それと、★SNSの医療情報もまだ間違いだらけ。★インフルエンサーとよばれるフォロワーの多い人の健康情報をそのまま信じてしまうと、病気になることもあるので、みんなも気をつけてね。

医学は専門性が高い分野で、すごいスピードで進歩している。その分野の専門家でないと、「本当に適切な情報か？」の判断はとてもむずかしい。専門家のチェックが入っていない医療情報は「真に受けない」ことが大事だよ。

【マジカルドクターからの答え】

SNSの世界はまだ「ウソ」と「ホント」がまざった医療情報が多い。テレビ、新聞、本屋さんで売っている本でも同じことがいえるかも。まずは疑い、医療の専門家のチェックがあるかどうかをたしかめよう。

★インフルエンサー：SNSの情報発信により、社会に大きな影響力のある人をいう。ユーチューバーやインスタグラマーとか。

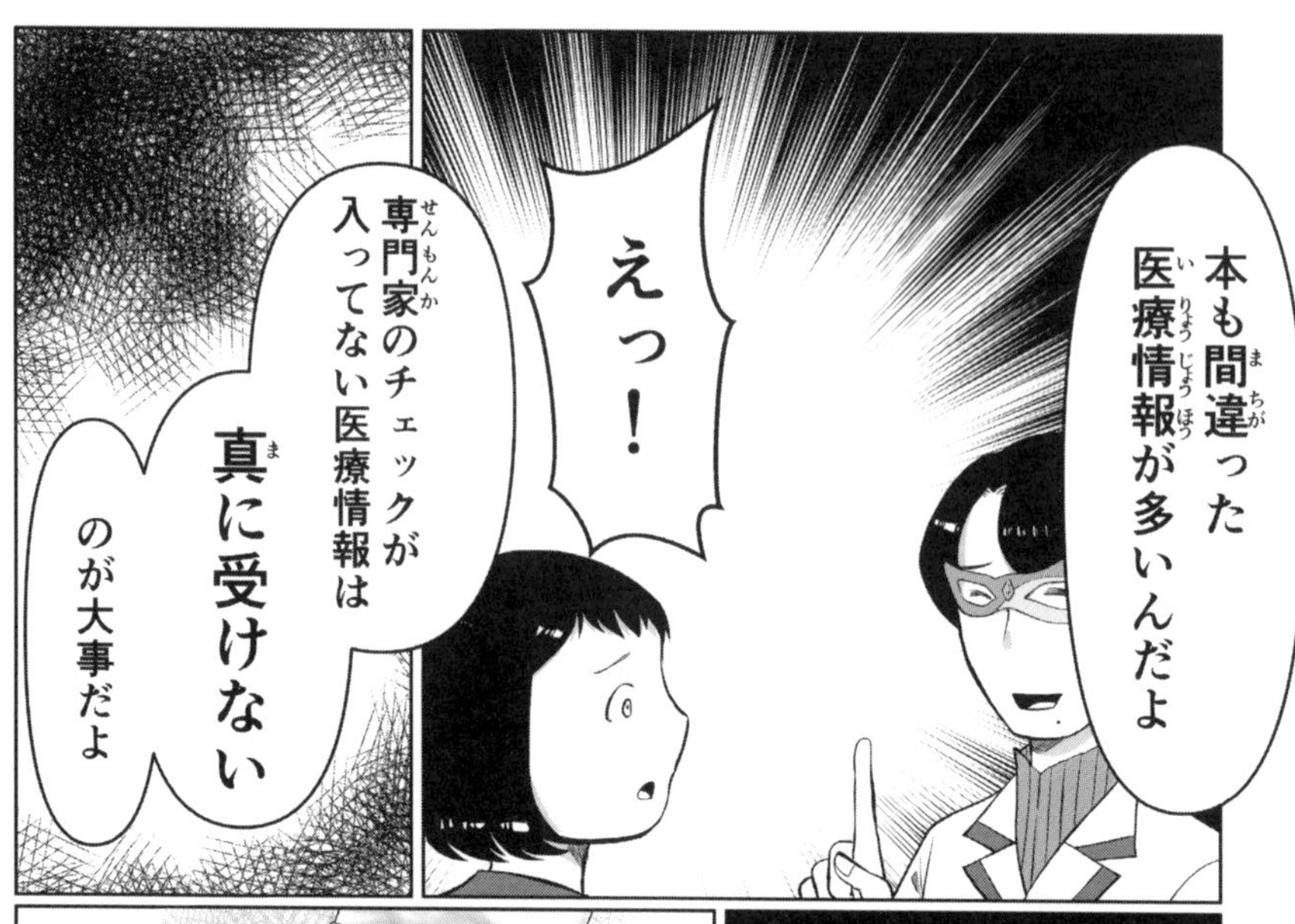
本も間違った医療情報が多いんだよ
えっ！
専門家のチェックが入ってない医療情報は真に受けないのが大事だよ

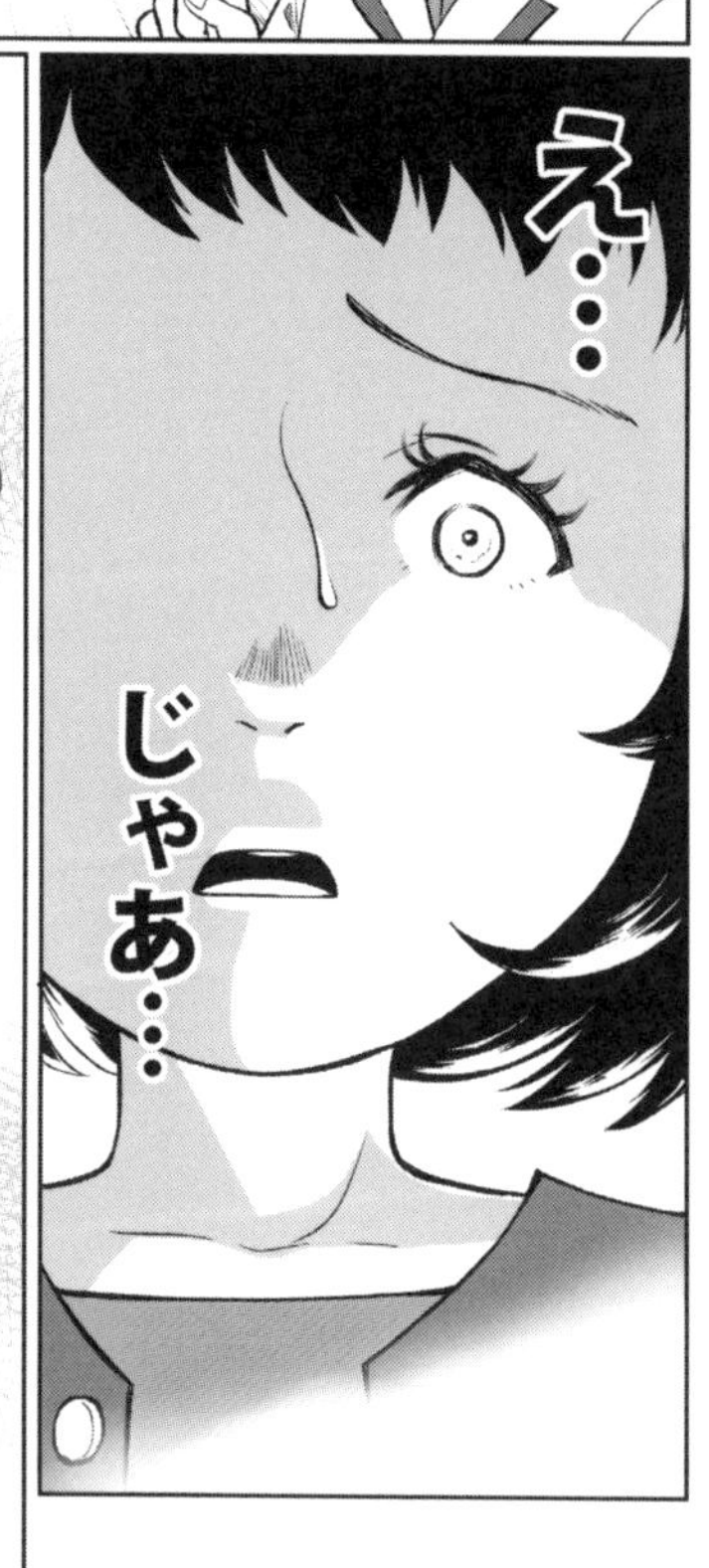
え…
じゃあ…

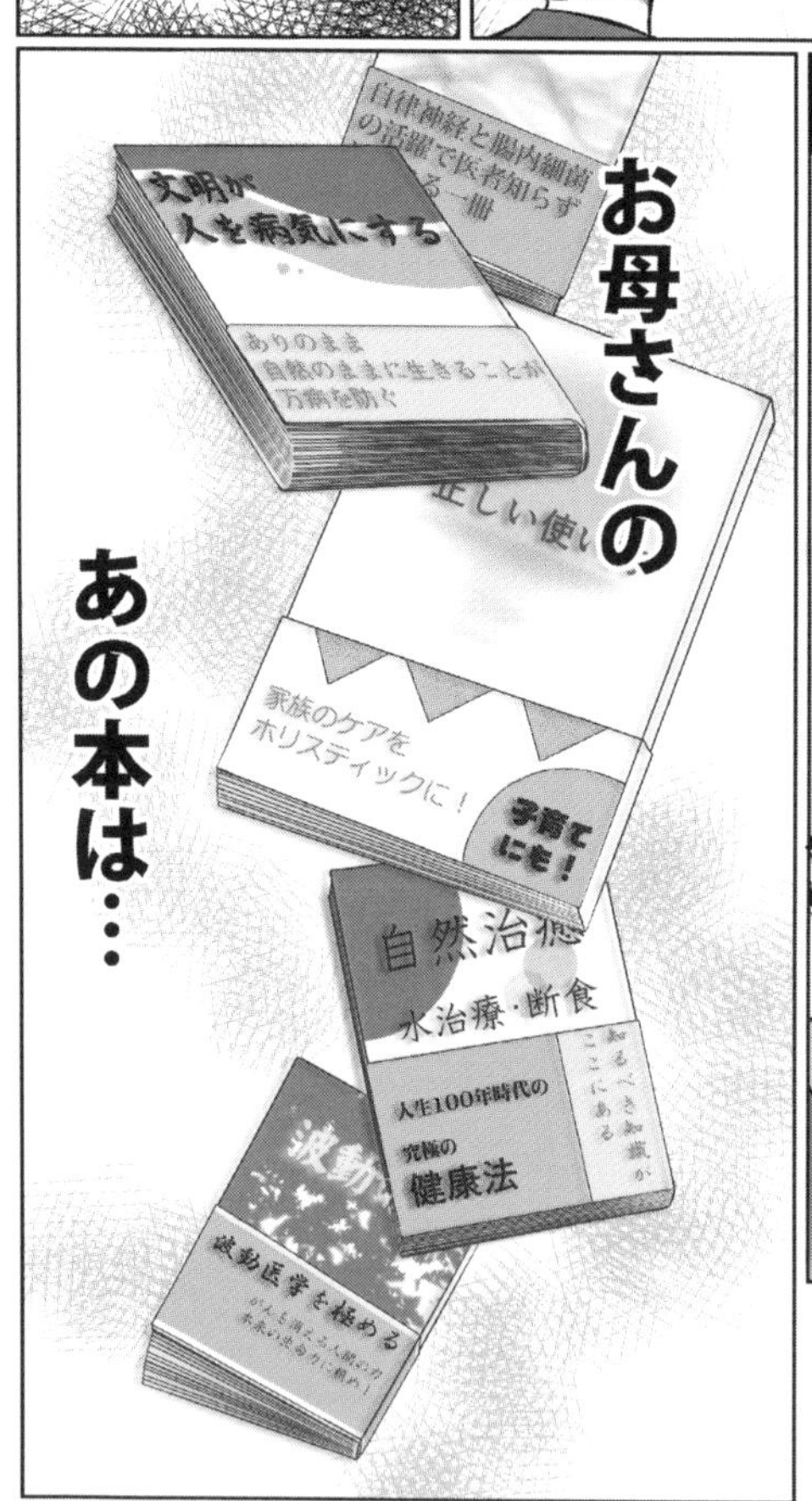
お母さんのあの本は…
文明が人を病気にする
ありのまま自然のままに生きることが万病を防ぐ
家族のケアをホリスティックに！
子育てにも！
自然治癒
水治療・断食
人生100年時代の究極の健康法
知るべき知識がここにある
波動医学を極める

13．病気が治る水があると聞きました。本当ですか？

★特別な水も、水で病気が治ることもない

「自分が死んじゃうかもしれない」と思ったら、たいていの人はあたふたして判断する力が下がるよね。ふだんならだまされないようなウソでも、病気で不安になると信じてしまうこともある。「おぼれるものはわらをもつかむ」ということわざがあるけど、病気の人にわらを投げてお金もうけをしようとする悪い大人もたくさんいるんだ。

澪ちゃん「お金って、そんなに大切なの」

生きるうえでお金は大切。何かをするときにお金は必要だからね。でもお金は「手段」であって「目的」ではない。お金を得ることが目的となってしまうと、人は思いやりをうしない、自分のことだけを考えるようになるみたい。インチキな医療情報でお金をだまし取ろうとする人たちは、お金もうけのことだけを考えて、人の弱みにつけこむ。そういうニセ医学はたくさんあるけど、中でも多いのが「水」。「〇〇水と名前がついた水ががんに

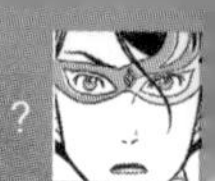

効く」とか、「○○水でアトピーが治った」とか、本当のようなウソの宣伝文句でただの水を高い値段で売りこむ人がいる。

そういう水は全部ウソです。

水に「ありがとう」などの感謝の言葉やきれいな言葉をかけつづけると腐らないとか、氷の結晶が変わったとか、これらも全部ウソ。どんなことをしても水は水。人の気持ちに反応する特別な水もないし、水で病気が治ることはありません。

★ニセ医学を行うお医者さんもいる

ニセ医学は病気の人だけを対象にお金もうけをしているわけではなくて、健康な人もねらっている。たとえば、ワクチン。ワクチンは健康な人に予防接種を注射して、この先起こりうる大きな病気を防ぐお薬のことだったよね（9章）。それなのに「ワクチンはこわい」と大げさに宣伝してわざと打たせないようにするニセ医学もあるんだ。医者なのにワクチンをこわがらせて、別のもの（★ワクチン免除証明書など）を患者さんに買わせようとする商売ともいえる。「反ワクチン」とよばれる人たちがいて、その活動の大元をたどるとお医者さんだったりすることもあるのでやっかいだね。でも不思議なことに、反ワク

★ワクチン免除証明書：アレルギーや病気などの理由で、「ワクチンを打たなくてもよい」とお医者さんが証明する文書のこと。

チンを唱える医者も自分の子どもにはワクチンを打たせているようなので、やはり商売として「ワクチンはこわい」といっているみたい。

ニセ医学は例をあげるときりがないけど、どれも「不安をあおる」ことと、その代わりとなる「ニセ医学の商品を売ること」がセットになっているのが共通点。「病院で出される薬はこわい」とか「ワクチンはこんなにキケン」などと患者さんが心配になるようなことを説明して、「私たちの**これを使えば**（信じれば）**だいじょうぶ**」とすすめるのさ。恐怖とその解決策がセットになった説明には十分注意しようね。

澪ちゃん「（なぜかうつむいている）…お母さん。」

【マジカルドクターからの答え】

病気や健康の不安につけこんでウソの健康食品やニセ医学でお金もうけをする悪い人はいる。水で病気は治らない。言葉たくみに不安と解決策をセットで話すお医者さんがいたら要注意。

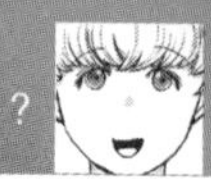

14. エビデンスって、なんですか？

★ニセ医学に負けない魔法の質問

間違った医療情報やニセ医学など、世の中には信じたら病気になってしまう情報がたくさんあるという話はしました。そういう情報にだまされないように、みんなに知恵を授けます。これを知っているだけで医療情報を見分けることができるようになるぞ。

それが「エビデンス」です。そしてエビデンスにもとづく医療のことを★標準治療といいます。

エビデンスとは、日本語でいうと「証拠（科学的根拠ともいう）」という意味。君たちが「○○水で病気が治った」とか聞いたとき、まず頭に思いうかべてほしいのは「そのエビデンスは？」という質問なの。

たとえば、自分の身長をもう少しのばしたいと思って、インターネットで調べたとしよう。すると「身長をのばす★サプリメント（「サプリ」ともいう）がある」ことがわかった。ここで「見つけた！　やってみよう」と思ってしまう人は要注意！　病気になったときに

★標準治療：科学的根拠（エビデンス）にもとづいた立場で、現在使用できる最良の治療であり、多くの患者にすすめることができるよ。多くの場合、国の保険制度が適用される診療（保険診療）でもある。23章も見てね。

ニセ医学にだまされてしまう可能性が大です。こんなときは「ちょっと待って。そのエビデンスは？」という魔法の質問をしてみること（う〜ん、マジカル・ワード！）。

みんな「う〜ん、マジカル・ワード！」

じゃなくて、「そのエビデンスは？」でしょ（汗）。つづけます。まず、そのサプリで「本当に身長がのびた人はいるのだろうか？」、もっといえば、そのサプリで身長がのびたといっている人は「たまたま成長期で身長がのびただけではないのか？」「だからサプリを飲まなくても身長はのびたのではないか？」など、つまり、これらの質問に答えられるエビデンス（証拠）があるのかを考えてみる。どう？

みんな「いいね、わかりやすいよ。教えるの、上手。」

★エビデンスレベルを知ろう

仮に、だれかが「このサプリを飲んで身長がのびたよ」と説明したとしても、それはエビデンスにはならない。その人の話はつくり話かもしれないし、ウソかもしれない。学問

★サプリメント：ビタミンやミネラルなどの健康や体によいとされる成分を濃縮した健康食品（カプセルや薬の形をしているけど、お薬ではないよ）。

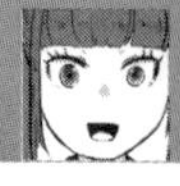

的にたしかな専門誌に紹介された論文（学問や研究の結果などを述べた文章）という形をとって、はじめて「その情報にはエビデンスがある」といえるんだ。なぜなら、専門誌に紹介される論文は、その分野の専門家によるチェックがきちんとなされたものだけが発表される仕組みだから。

みんな「お医者さんが『このサプリで身長がのびる』と説明していたら、どうなの？」

いい質問だね。ここで「エビデンスにはレベル・・・がある」ことも覚えておこう。このエビデンスピラミッドを見てごらん。信頼性の高いエビデンスから信頼性の低いエビデンスまであるでしょ。お医者さんなどの専門家の意見は「エキスパートオピニオン」といって、残念ながらエビデンスピラミッドでは一番低い。医者が何かを説明していたとしても、エビデンスレベルが低いから、それだけで信じてしまうのは十分とはいえないかもしれ

高
エビデンスレベル
低

メタアナリシス
システマティックレビュー
ランダム化比較試験
（RCT）
観察研究
総説：専門家の意見や考え
（エキスパートオピニオン）

エビデンスには研究方法によってレベルが高いものから低いものまであり、エビデンス・ピラミッドとしてあらわされる。

ない。となると、「お医者さんの説明は信用ならない」と思ってしまうかもしれないけど、お医者さんはエビデンスレベルの高い情報を知っている、だから専門家なのね。

つまり、エビデンスには信頼性のレベルがあって、専門家のお医者さんの意見はレベルとしては低いけど、専門家はエビデンスレベルの高い情報も知っているから、医者としてそのような医療情報を紹介するのであれば、「それは信頼に値する」わけ。でも、その意見がお医者さん個人の意見の場合、「エビデンスレベルはぐっと落ちる」、こんなふうに考えてみてね。

【マジカルドクターからの答え】

医療情報のウソ・ホントをたしかめる最高のツールがエビデンス（科学的根拠）という尺度だよ。エビデンスには信頼性の高い情報から低い情報までレベルがあって、お医者さん個人の意見は一番低いけど、一番信頼性の高いレベルの情報も知っているから「ウソかホントか」の見きわめの参考になる。

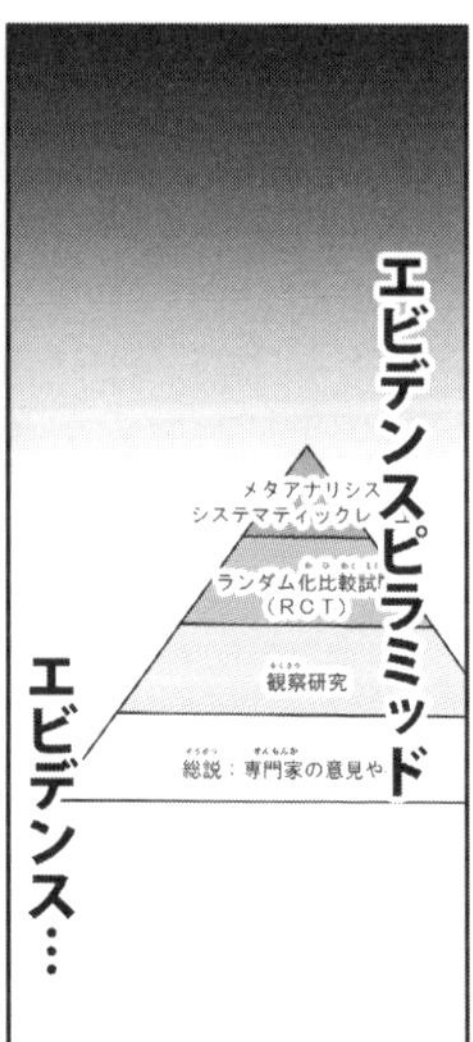
エビデンスピラミッド
メタアナリシス
システマティックレ
ランダム化比較試
（RCT）
観察研究
総説：専門家の意見や
エビデンス…

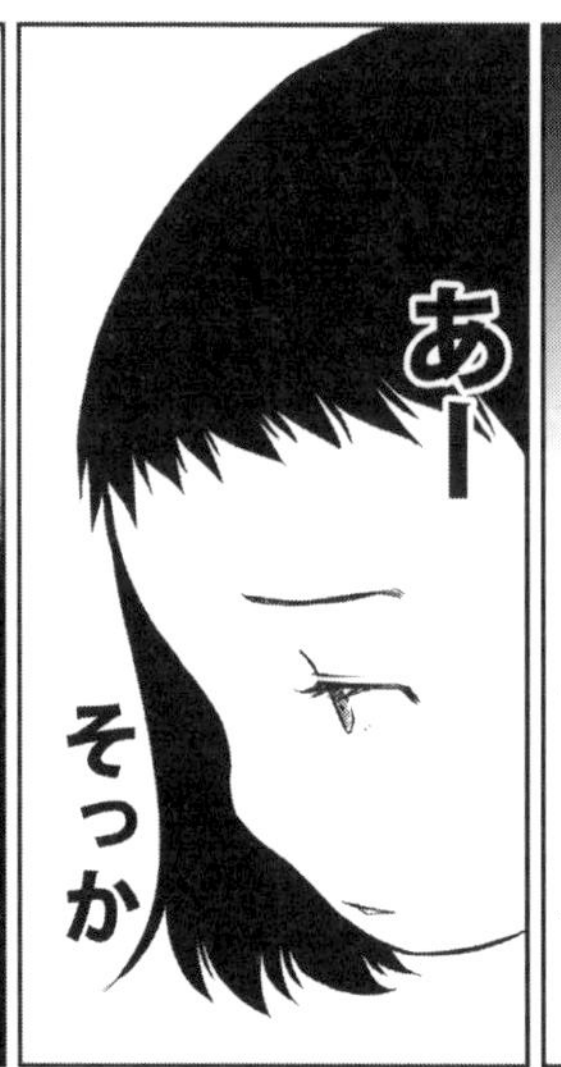
あー
そっか

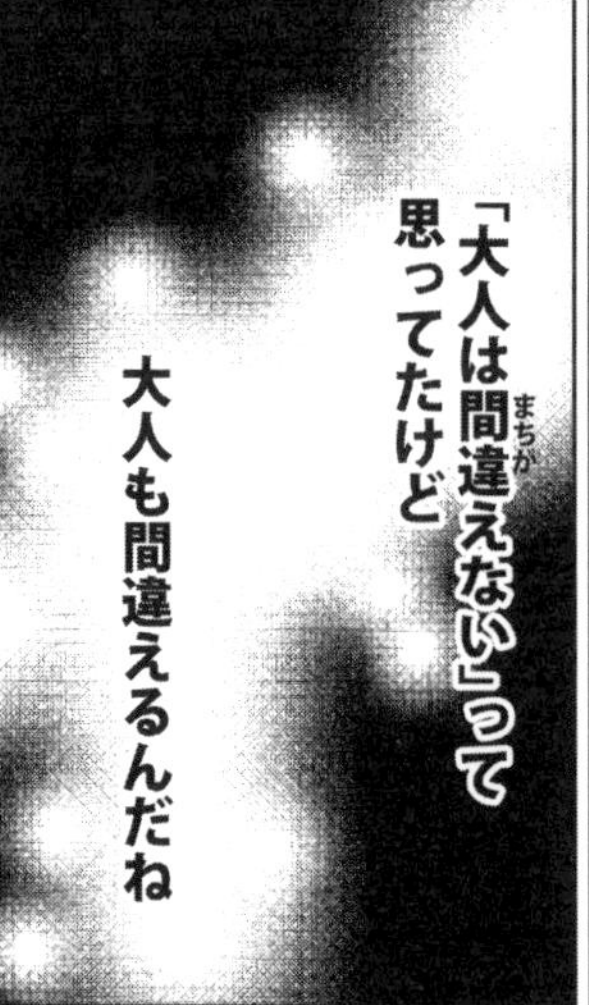
「大人は間違えない」って
思ってたけど
大人も間違えるんだね

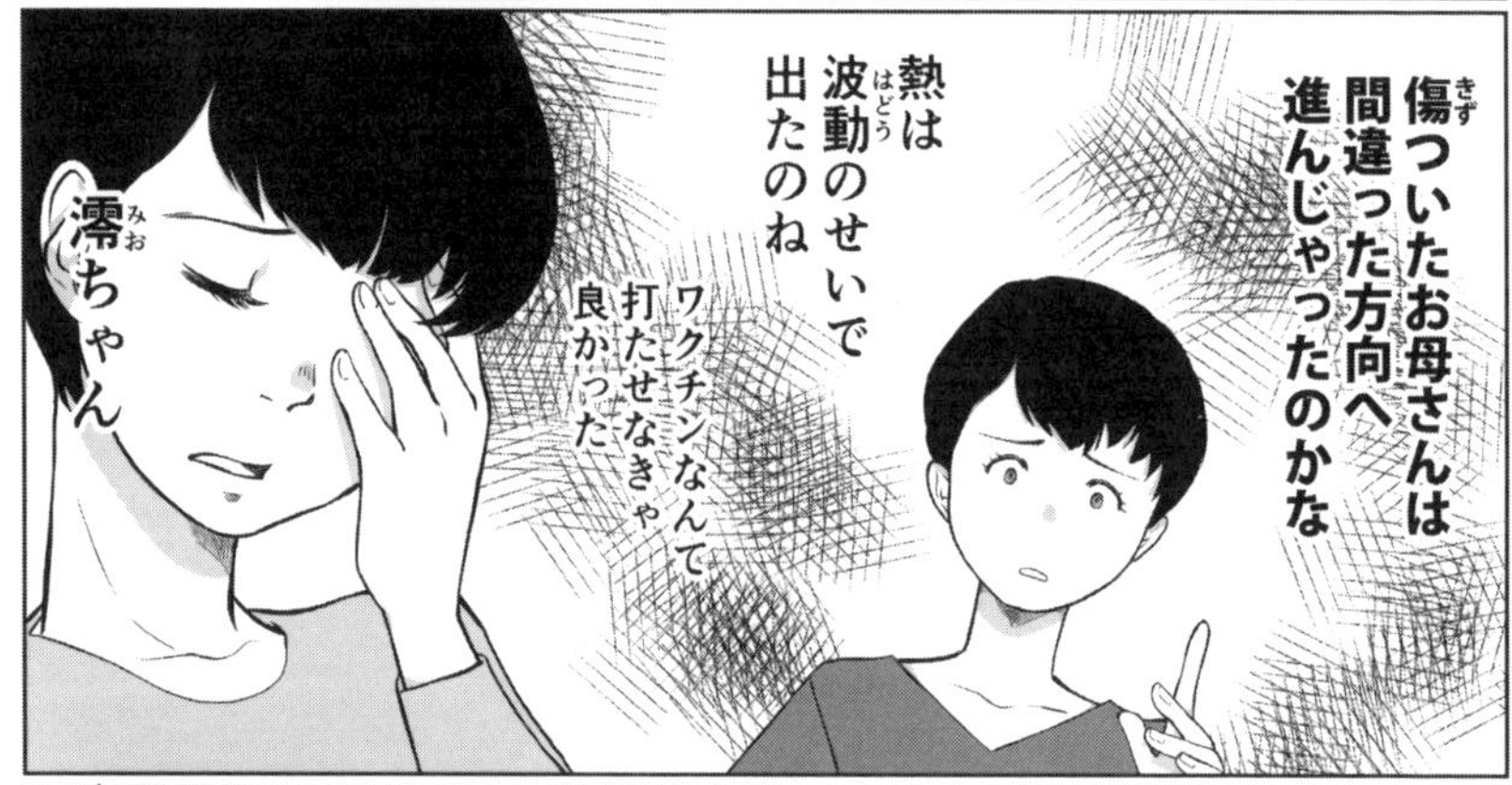
傷ついたお母さんは
間違った方向へ
進んじゃったのかな
熱は
波動のせいで
出たのね
ワクチンなんて
打たせなきゃ
良かった
澪ちゃん

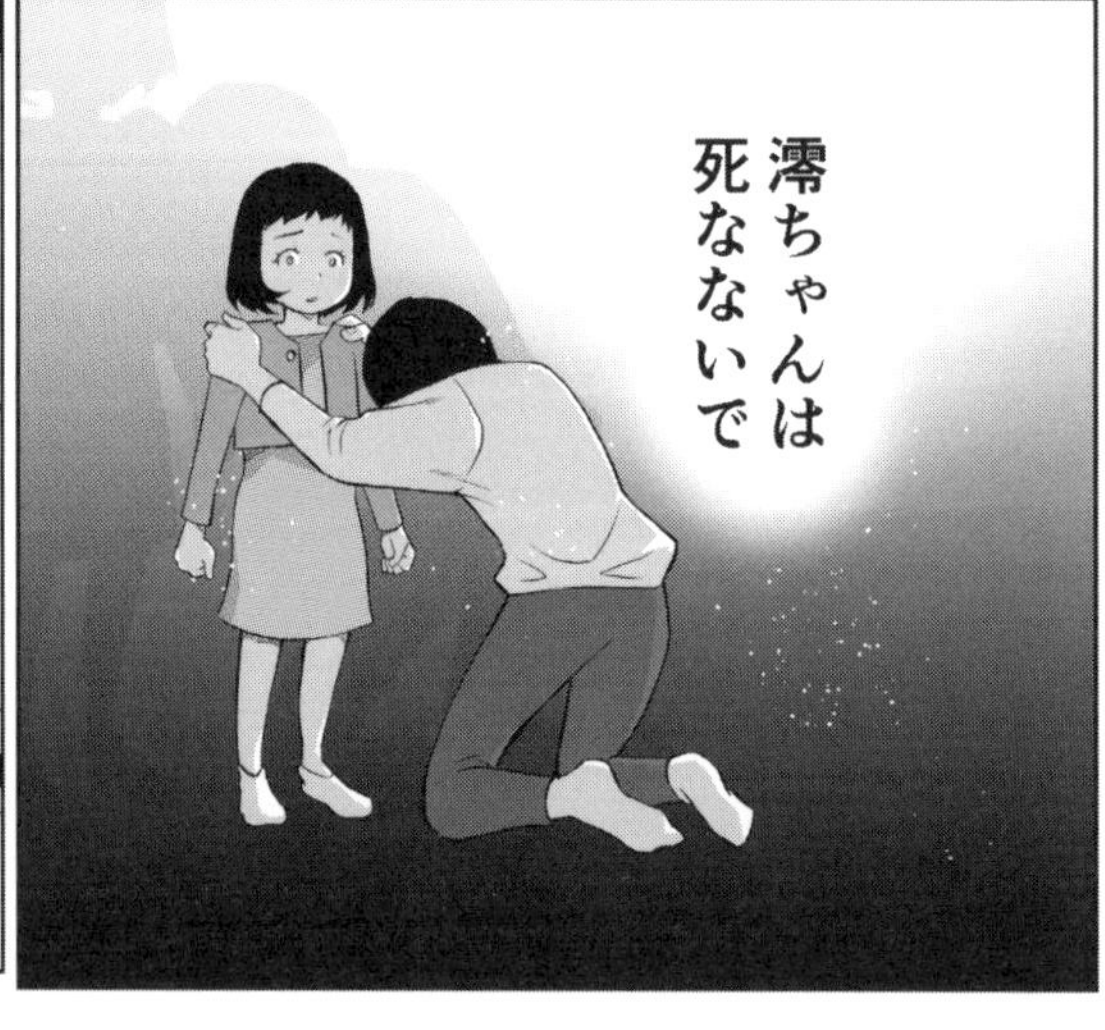
澪ちゃんは
死なないで

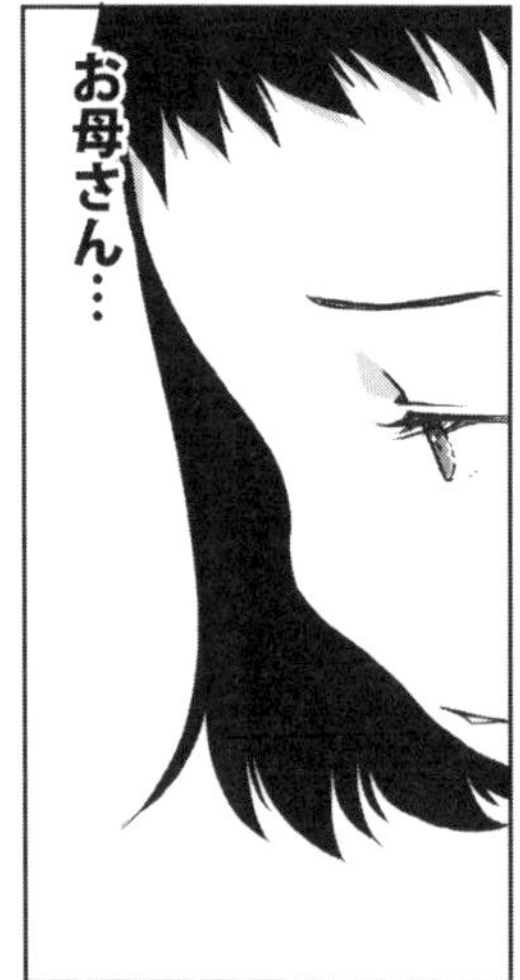
お母さん…

アレルギーのお話

病原体や異物

おしらせ無

あ！
なんか来た！

マクロファージ

すぐ行くぜ！

好中球

好酸球

おしらせ有

大変だー

樹状細胞

おれたち
リンパ球も出動だ！

ヘルパーT細胞や
キラーT細胞

そのほか
B細胞など

やるぜ

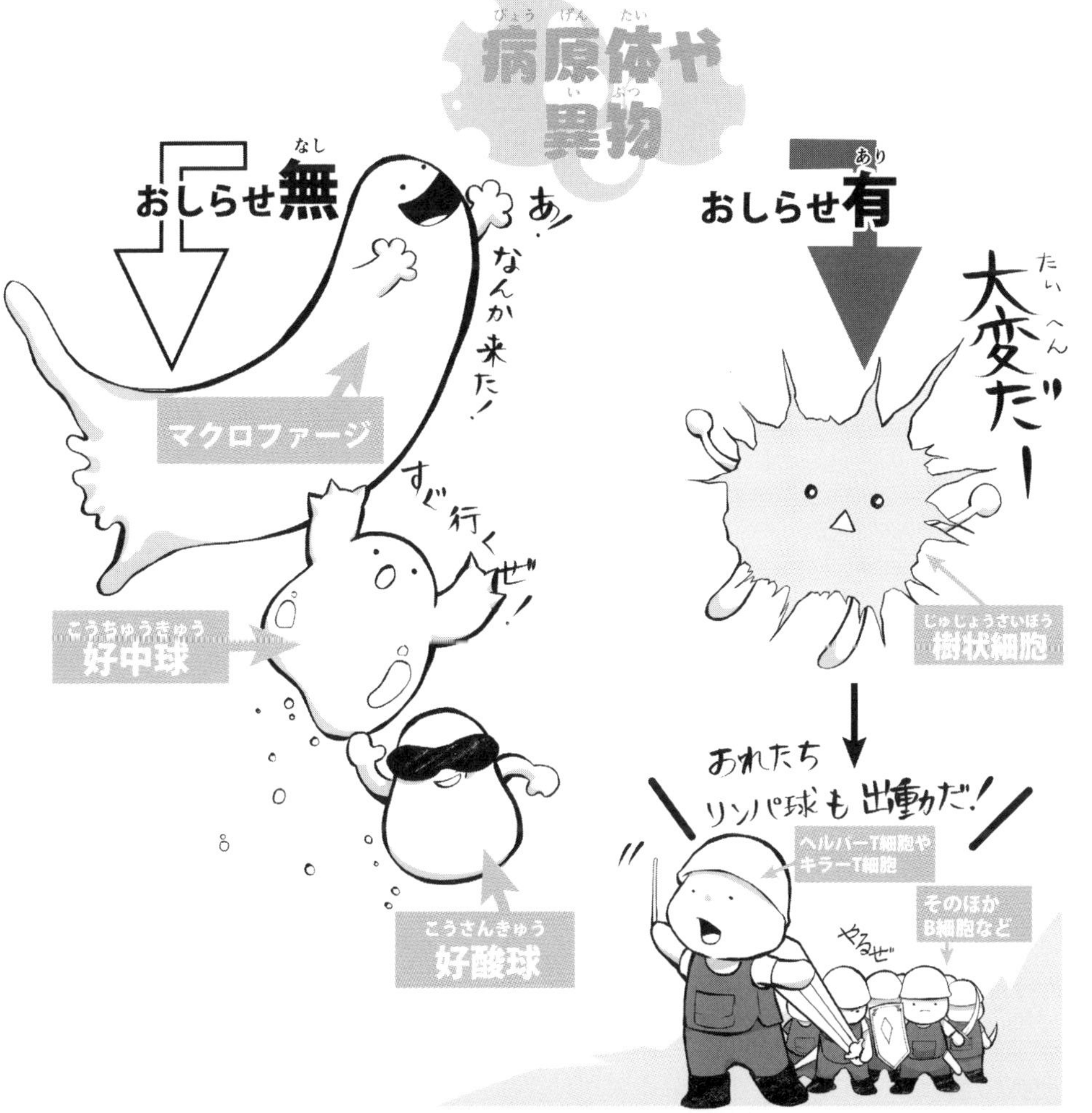

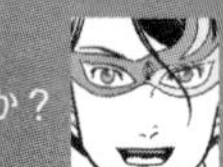

15. 免疫って、なんですか？

業間休みは終わり、3時間目をはじめるぞ～。テーマは「アレルギー」。花粉、小麦、ミルク、ホコリ、ピーナッツなど、アレルギーの原因はたくさんあるよね。その仕組みを15章と16章でおさらいしてみようか。

みんなは「免疫」という言葉を聞いたことはあるかな？　免疫とは、

ばい菌やウイルスなど病気の原因となる侵入者（病原体や★アレルゲンなどの異物）を体の中でやっつけるシステム

を意味します。もともとは★新型コロナウイルスのような感染症のことを「疫」といって、感染症（疫）から免れる仕組みをさして「免疫」という言葉が生まれたんだ。

★「疫から免れる」、感染症を防ぐフクザツなシステム

テレビやインターネットでは「免疫力を上げる○○」というフレーズをよく見かけるけど、免疫はそんなに簡単な仕組みではなくて、免疫にかかわる細胞はとても多く、それぞれが作用し合って免疫のネットワークをつくっている。こう見えても先生は（えへん！）

★アレルゲン：花粉、小麦、ミルク、ホコリなどアレルギーをひき起こす物質のこと。抗原ともいう。
★新型コロナウイルス感染症：20章を見てね。

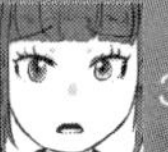

長年免疫の研究をしてきたけど、いまだに「免疫とはなにものなのか」がよくわからない。だって新しいことが次々と発見されるし、これまで信じられてきたことがひっくり返ってしまうのが免疫の世界だからね。では、免疫がどれだけフクザツなシステムか、いくつかの細胞を例に紹介しよう。

❶第一の走者「樹状細胞くん」

まず、免疫には見張りの機能をもつ細胞がいます。これを「樹状細胞」とよぶ。樹状細胞はばい菌やウイルスなどの病原体やアレルゲンが体に侵入してくると、いち早くその情報をほかの免疫細胞につたえる役目をする。

麻耶ちゃん「警察官みたいね。」

そうだね。樹状細胞は皮ふや粘膜の中にいて、病原体が侵入してくる最前線でいつも見張っているよ。体の外の世界と接している皮ふや、気道とか消化管などの粘膜は病原体が侵入してくる主な通り道だから、樹状細胞はそこで敵（病原体やアレルゲン）が来たらすぐほかの免疫細胞に知らせる準備をしているんだ。

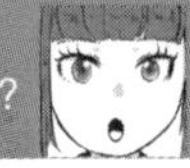

❷第二の走者「リンパ球くん」

免疫細胞の多くは★リンパ節というところに集まっている。リンパ節には「リンパ球」という細胞がたくさんいて、樹状細胞が侵入者の情報をつたえてくると、リンパ球は敵の情報を覚え、病原体などが侵入した部分に戦いに行くのさ。

リンパ球には多くの種類があって、主にT細胞とB細胞に分けることができる。T細胞はウイルスに感染してしまった細胞をやっつけることができるし、がん細胞を攻撃することだってできるんだ。B細胞は「抗体」というとび道具を放出し、「補体」という分子と協力してウイルスに感染してしまった細胞をやっつける。ここまで説明したものが「獲得免疫」とよばれる撃退方法だ。つまり、敵を確認し、その敵を覚えてピンポイントに攻撃する免疫システムのことさ。

❸第三の走者「マクロファージくん」

このような手間のかかることはせずに、病原体が侵入してきたらすぐにやっつけちゃう「自然免疫」という、もう一つの撃退方法もあるぞ。自然免疫では「マクロファージ」「好中球」「好酸球」とよばれる細胞が大事な働きをします。体に侵入してきた病原体を細胞の中に飲みこんで消化したり、特定のたんぱく質を放出して敵をバラバラにしてしまうんだ。

★リンパ節：リンパ液（血漿という血液の成分の一部）が流れるリンパ管が集まるところで、細胞から出た老廃物（ゴミ）や病原体（ばい菌やウイルス）などがいないかチェックする関所のような役割をする。リンパ節には病原体やアレルゲンをやっつけてくれる免疫細胞（リンパ球）がいて、感染症などから体を守っている。

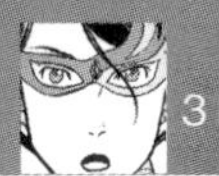

このように免疫にかかわるたくさんの細胞くんたちが登場したけど、T細胞もB細胞もその働きかたでもっと細かく分類されて、T細胞はヘルパーT細胞とキラーT細胞に分けることができ、さらにヘルパーT細胞もTh1細胞、Th2細胞、Th17細胞、制御性T細胞などに分かれる。これらの細胞くんたちがたがいに影響し合いながら病原体などの侵入を防いでくれるという仕組みさ。

免疫システムはとてもフクザツで、いくつもの防御ネットワークでつくられているということをわかってくれたかな？ みんなに知ってもらいたいのは、免疫はとてもフクザツで、「免疫力を上げる」という言葉を聞いたら、それは「本当に免疫のフクザツさをわかって使っているのかな？」と考えてほしいということなの。

【マジカルドクターからの答え】

病原体などから体を守るシステムのこと。免疫はたくさんの細胞が協力し合って病原体をやっつける仕組みだから、健康食品や特定の運動だけで「免疫力が上がる」という説明は正確じゃない。そういうフレーズにはやはり「そのエビデンスは？」の確認が必要だよ。

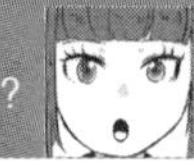

16. アレルギーって、なんですか？

★体に無害なものを敵と間違って攻撃!?

次は「アレルギー」のお話。アレルギーという現象を免疫という言葉で説明すると、**「アレルギーは免疫さんの暴走」になります。**

つまり、体の外から侵入してくる病原体（敵）を攻撃するための「免疫システム」が、体に無害の物質を間違って敵と認識し、必要以上に反応してしまった結果がアレルギーなんだ。

アレルギーを発症すると、皮ふや目がかゆくなったり、せきやくしゃみが出たり、鼻水や涙が止まらなくなるよね。こういった症状はすべて、「外からやってきた病原体を体の外に追いはらうための反応」なの。かゆくなると皮ふをこするでしょ？

麻耶ちゃん「（うなづく）…。」

それには理由があってね、手でひっかくことは皮ふの中へ病原体や異物が入るのを防ぐ

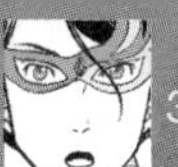

行為と考えられているし、せきやくしゃみもばい菌とかを体の外に追い出そうとして起こる体の動作なんだ。鼻水や涙はばい菌やゴミを洗い流す反応だし、じんましんのぶつぶつも皮ふの中を水びたしにして★リンパ管に病原体や異物を洗い流す作用といわれてるんだ。

★アレルギーの発症ルートは「口」と「皮ふ」

もう一度いうよ、「どうしてアレルギーが起こるのか」、それは「免疫さんが本来は体に無害なものを間違って敵と見なしてしまうから」。では「どうして免疫さんが間違うのか」、それはね、「体への侵入経路が原因ではないか」と考えられているの。

ふつうは口から体に入ってくる食べものは安全で、それを体が栄養として吸収して人間は生きているよね。でも、食べもののことを体が有害な敵として認識してしまったらどうだろう。

麻耶ちゃん「免疫さんがやっつけちゃうわ。」

そう、体の外に追い出そうとする。食べても吐いたり、おなかをこわしたりして栄養として吸収させなくするわけ。だけど、それだと生きていけないから免疫には、口から入ってくるものは安全なものとして受け入れて覚える働きもあるんだ。この作用をむずかしい

★リンパ管：リンパ液が流れる管で、全身に張りめぐらされている。リンパ液には体内に侵入したばい菌や異物を食い止める役割がある。

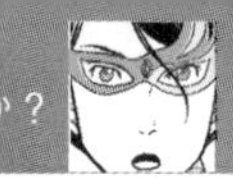

言葉で「経口免疫寛容」といい、このおかげで食べものを食べても問題なしなの。せ～の、

みんな「けいこうめんえきかんよう。」

一方、病原体、とくに寄生虫は皮ふから体に侵入してくるため、やはり免疫さんは皮ふから侵入してくる異物を敵であると認識し取り除こうとする。たとえば、カニを食べようとして殻をむくとき、カニのトゲトゲが指にささったとする。このときカニの成分が皮ふに入ってくると、免疫さんはその成分を敵と見なしてしまうことがある。これをむずかしい言葉で「経皮感作」という。せ～の、

みんな「けいひかんさ。」

いちど免疫さんがカニの成分を敵と見なすと、次からはどこからその成分が入ってきても免疫さんは取り除くように働いちゃう。カニを食べたら吐いたり下痢をしたりして、その成分を体の外に追い出そうとするんだね。こうやって経皮感作を起こすと、その★アレルゲンに反応して、体はアレルギー反応を起こす。これがアレルギーの正体だ。

経皮感作ですべてのアレルギーの説明がつくわけではないけど、少なくとも食べものに

★アレルゲン：15章を見てね。

対するアレルギーは、経皮感作がたくさん関係していそうといわれている。たとえば、赤ちゃんのころ、口のまわりに湿疹がたくさんあって、そこに食べものがついてしまったせいで経皮感作が起きたと考えるお医者さんもいる。先生も、食物アレルギーは口のまわりの湿疹が大きな原因と考えているよ。そして、カサカサの皮ふは外からの敵（アレルゲン）の侵入に弱く、簡単に体の中に入ってしまう。なので、アレルギーを予防するためにも、小さいころの湿疹はちゃんと治したほうがいいと先生は考えています。

麻耶ちゃん「小さいときからアトピーで、かゆくて泣いたり、病院に行ったり、いろいろなお薬を塗ったりしてた。いつもお母さん、不機嫌な顔してた。イライラしてた。」

【マジカルドクターからの答え】
体に無害な物質を病原体（敵）と見なし、免疫が間違って攻撃してしまうことだよ。アレルギーの原因物質を「アレルゲン」といって、主に口と皮ふの二つの侵入ルートがある。カサカサの皮ふや湿疹はアレルギー予防のためにも治そうね。

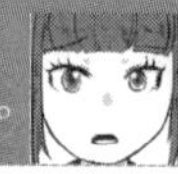

17. アトピーとステロイドのことを教えて下さい。

★フィラグリン不足が原因の一つ

アトピーという言葉は「奇妙な」を意味するギリシャ語が語源です。つまりアトピー性皮ふ炎とは「皮ふにできる奇妙な病気」という意味なんだね。それもそのはず、この病気が発見されたころは、アトピーは原因がわからない奇妙な病気と思われていたんだ。その後病気の解明が進んで、今ではアトピーを悪化させる三つの大きな原因がわかっています。

麻耶ちゃん「…奇妙な病気。だから…お母さんに…きらわれる。」

まず一つ目の原因は「カサカサ肌」、ドライスキン（乾燥肌）ともいうよ。人の体は外部から病原体や異物の侵入を防ぐため、体の表面が皮ふで覆われている。その一番外側は表皮とよばれ、この部分には表皮細胞がみっしりとしきつめられているんだ。この細胞は一定の周期で★新陳代謝を行い、新しい細胞と入れ代わっていくけど、死んだ細胞は落ち葉のように皮ふの表面に覆いかぶさり、やがてはがれていく。じつはこの落ち葉の部分が

★新陳代謝：古い細胞が新しい細胞に入れ代わること。胃腸の細胞は5日、心臓の細胞は22日、皮ふの細胞は28日ぐらいで入れ代わる。体全体では3か月ぐらいで新しく生まれ代わる。

★たんぱく質：6章を見てね。

★アレルゲン：15章を見てね。

「垢」なのね。

アトピーの人は、皮ふのバリア機能として重要なフィラグリンというたんぱく質が表皮で減少している。そのためカサカサ肌になり、病原体などが皮ふから侵入しやすくなっている。ダニとかホコリなどのアレルギーを引き起こすアレルゲンという物質も皮ふから入りやすいので、皮ふの炎症が起きてしまうという仕組みなんだ。

また、フィラグリンは皮ふの中で酵素によって分解され、皮ふの水分を保つ天然保湿因子になる。そのおかげで皮ふはしっとりとなる。このフィラグリンが減少しているアトピーの患者さんは、天然保湿因子も減るので、肌が乾燥してしまうというわけ。

★Th2反応の異常とかゆさの悪循環

二つ目の原因は「免疫の異常」。むずかしい言葉でいうと「Th2反応の亢進」です。亢進とはその働きが行き過ぎてしまうという意味ね。体の免疫反応にはいくつかのパターンがあって、それぞれが病気と関係している。たとえば、皮ふの病気だと、「Th1反応はかぶれ」「Th2はアトピー」「Th17は乾癬」という具合にね。さてTh2反応はアレルギー全体の原因となっていて、皮ふでこの反応が亢進している状態がアトピーだし、気管支で亢進するとぜん息。目や鼻の粘膜で亢進すればアレルギー性結膜炎やアレルギー性鼻炎を引き起

★酵素：体内で起こる化学反応をうながすたんぱく質で、消化、吸収、代謝などを助ける。酵素ごとに特定の反応しかもたないため、人の体にはその働きに応じて五千種類もの酵素がある。

★乾癬：皮ふの病気の1つ。銀白色の粉状の紅いあざが全身にできる。人にはうつらない。

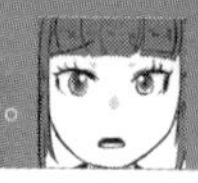

こす。

麻耶ちゃん「わたし、肌も カサカサだし、免疫も異常なのね。」

三つ目の原因は「かゆみ」。アトピーの患者さんはかゆみが強く、昼も夜もかゆさとの戦いです。でも、かゆくてひっかいてしまうと皮ふは傷むでしょ。その結果、肌はよけいにカサカサになってしまう。そしてまたひっかくと、皮ふで炎症が起きて、湿疹がさらに悪化しちゃう。炎症が起きた皮ふではかゆみがもっと強くなるので、またひっかいてしまうという悪循環になるわけ。

麻耶ちゃん「だって、かゆいんだもの（泣きだしてしまう）。」

このように「❶カサカサ肌」「❷免疫の異常（Th2 反応の亢進）」「❸かゆみ」はそれぞれがからみ合ってアトピーをどんどん悪化させてしまうんだ。でも、研究者もお医者さんも負けてはいないぞ。この悪循環を止めてアトピーをよくするお薬をつくったのさ。それが「ステロイド」。だけど「ステロイド、こわい」という印象をもっている人も多いと思う。

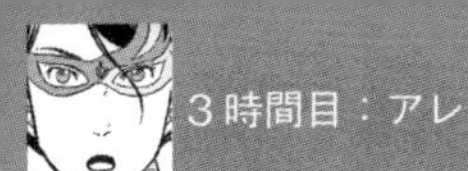

でもね、このお薬は適切に使えば安全なんだよ。

麻耶ちゃん「うそよ。お母さんがいくら塗ってもよくならないといってたもの。」

（にっこりほほえんで）大事なことはお医者さんのいうとおりに、ステロイドを塗る「場所」「量」「期間」を守ることだよ。どんなお薬でも飲む量が多すぎたら★副作用が出るよね。ちがう病気にお薬を使ったら効果はないし、かえって悪化するかもしれない。ステロイドだけがこわいお薬というわけではなくて、すべてのお薬がきちんと決められた通りに使われることが大切なんだよ。

もっといえばね、アトピーの治療はとても根気のいる治療といえる。麻耶ちゃん、もしかしたらお母さんはいつもものすごくいそがしくて、余裕がないんじゃないかな？　いそがしいし、つかれているし、ついお薬とかを塗るのを忘れてしまっているのかもしれない。そういうことはよくあることなんだよ。

麻耶ちゃん「え、…そうなの。」

★副作用：11章を見てね。

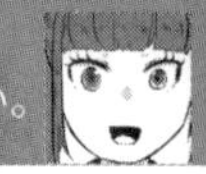

うん。ステロイドの塗り薬はたっぷり塗る必要がある。こわがったり、塗る量をケチったりして少しだけ塗っても効果は十分出ません。目安としては、

お薬を塗った部分にティッシュペーパーをペタっとくっつけても下に落ちないくらいの量を塗るのが大事です。

すごい量でしょ。また、お薬はすりこんで塗ってはいけないの。ごしごしこするように塗るのではなく、さっとのばす感じで塗ってね。塗る期間にかんしては、肌の症状に合わせて変わるので、主治医の先生と相談しましょう。アトピーはきちんと治療すればほとんどの子が小学校や中学校のうちに治ります。本当だよ。だからがんばって治療しようね。

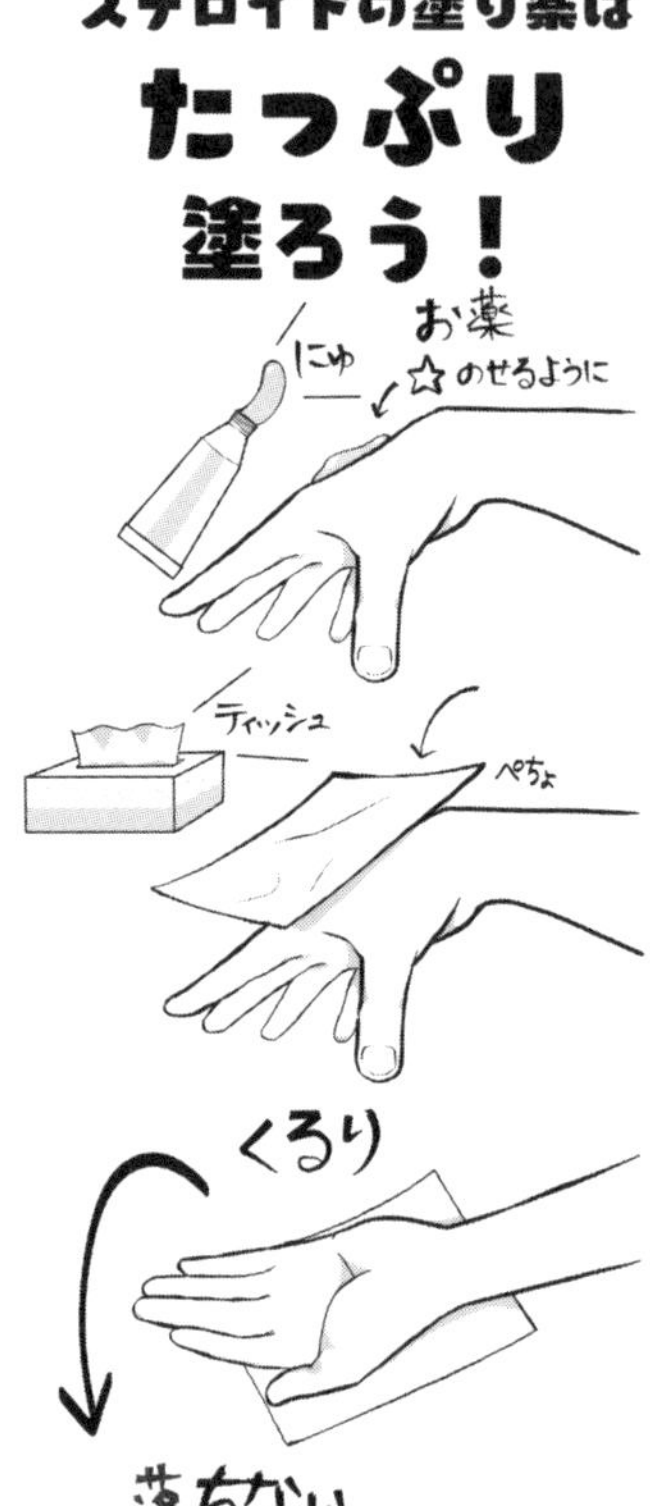

麻耶ちゃん「そうだったんだ。だからよくならなかったのね。」

それとね、もっともっと大切なことは、ほとんどの親御さんは子どもの病気をなんとかして治したいと思っている。親はね、君たちのことをとても愛していて、具合が悪くなったり、病気になれば必死で心配するし、だからどんなにいそがしくても病院に連れていってくれるでしょ。先生の親もそうだった。ものすごく愛しているからこそ、病気のことが心配だし、よくならないともっと心配する。麻耶ちゃんも、このことだけは忘れないでね。

【マジカルドクターからの答え】
ギリシャ語で「奇妙な」がアトピーの語源。昔は原因がわからなかったので「皮ふにできる奇妙な病気」と思われていた。今は「カサカサ肌」「免疫の異常」「かゆみ」が主な原因としてわかっている。ステロイドというお薬をお医者さんのいう通りにきちんと塗るとよくなるよ。

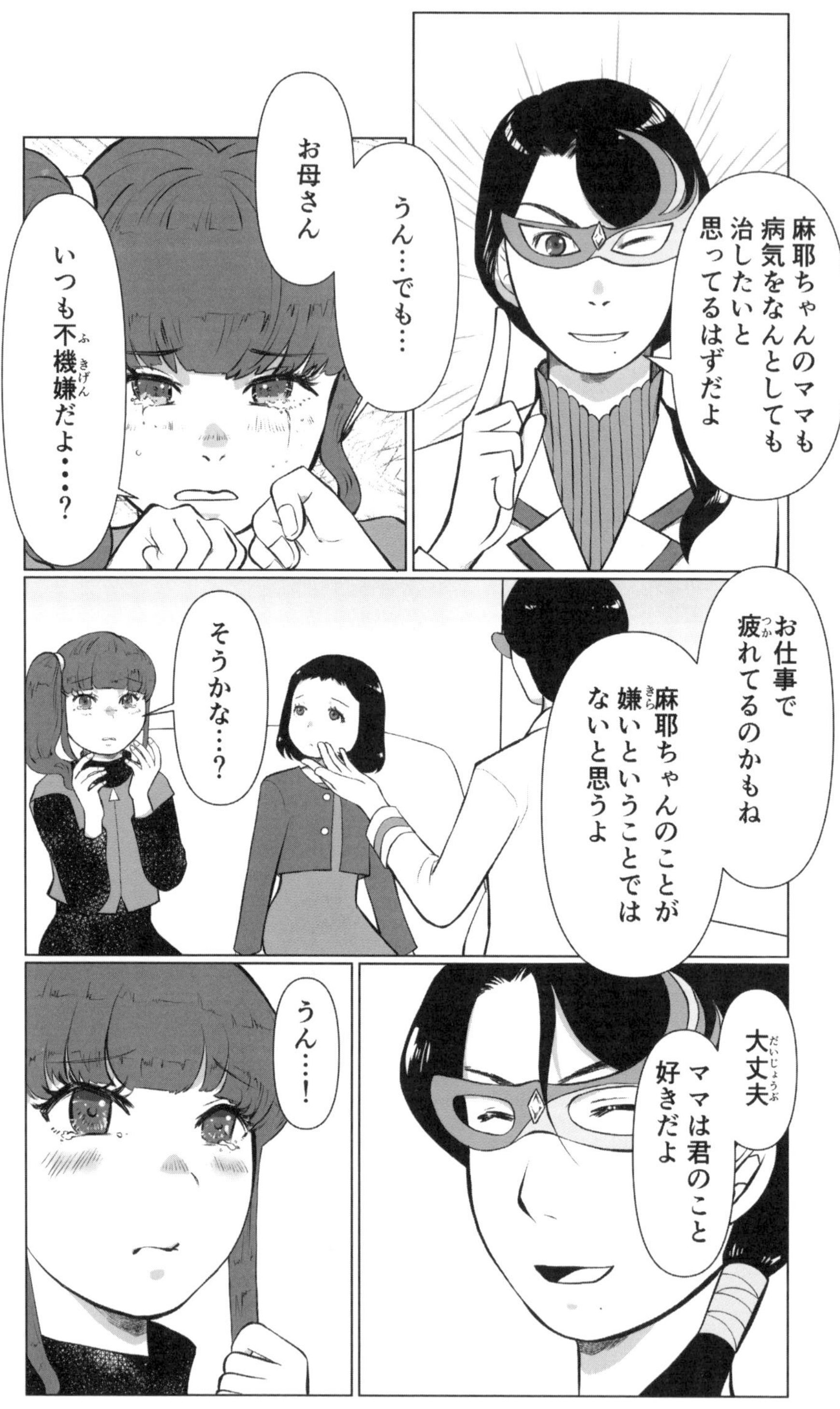
麻耶ちゃんのママも
病気をなんとしても
治したいと
思ってるはずだよ
うん…でも…
お母さん
いつも不機嫌だよ…？
お仕事で
疲れてるのかもね
麻耶ちゃんのことが
嫌いということでは
ないと思うよ
そうかな…？
大丈夫
ママは君のこと
好きだよ
うん…！

4時間目

感染防御のお話（身体防衛軍）

病原体の仲間

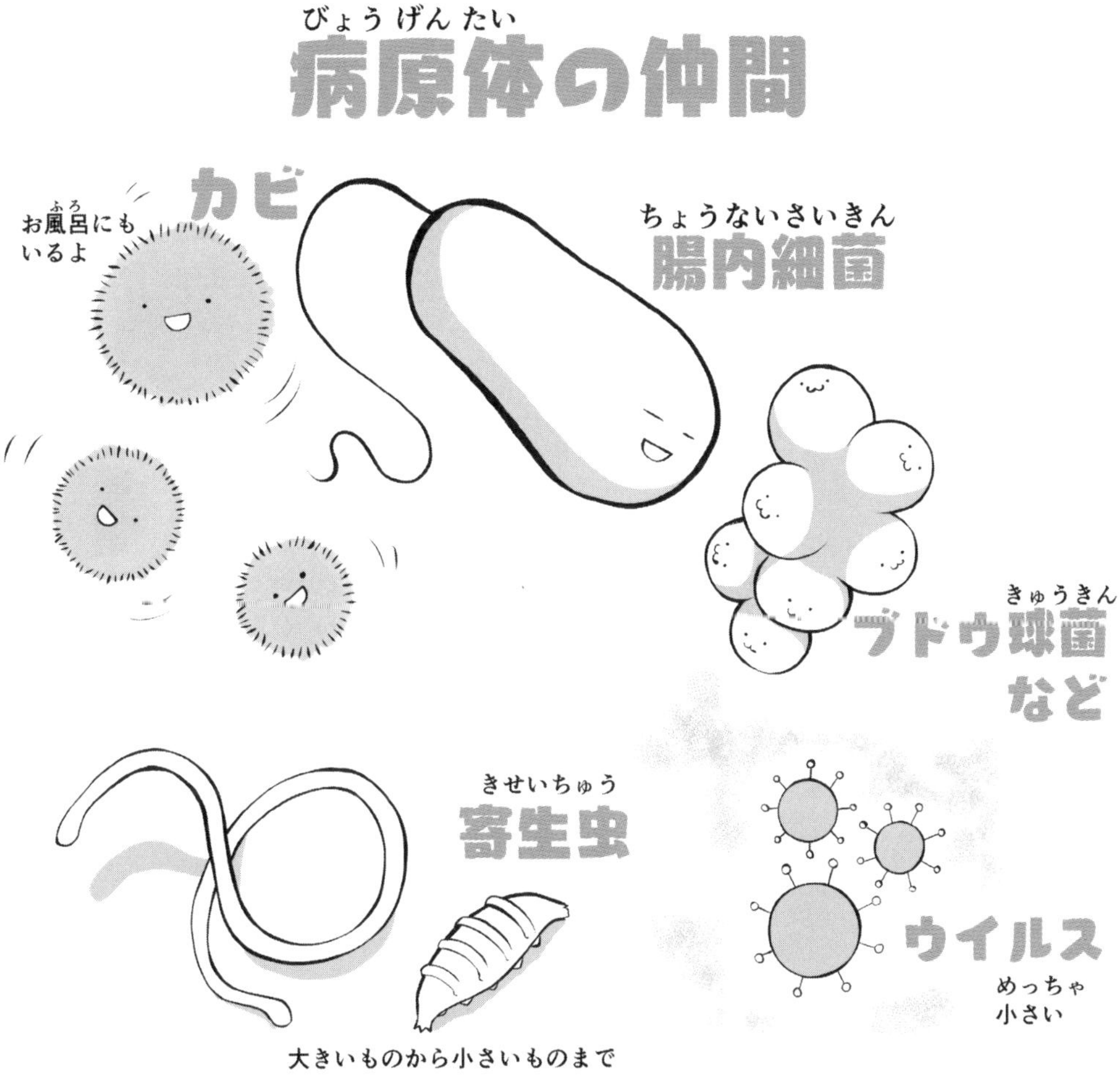

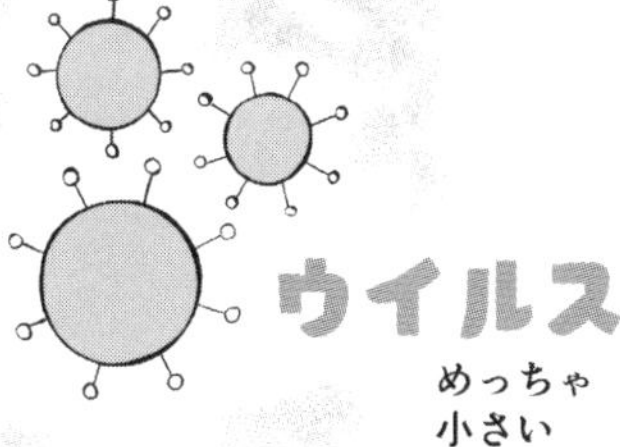

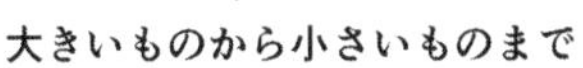

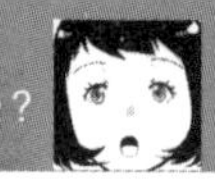

18. 病原体って、なんですか？

★たくさんの種類や大きさがあり、病気もいろいろ

4時間目は「感染防御」のお話。ま、いってみれば「身体防衛軍」についてかな。なかなかいいネーミングでしょ。では、病原体のお話から始めます。

病原体という言葉はこれまでの授業でも出てきたよね。体に侵入すると病気を起こす生物をさします。具体的には「ウイルス」「細菌」「カビ」「寄生虫」などが病原体。でもこれらはそれぞれちがう生物で、細菌は人の細胞の十分の一くらいの大きさ、ウイルスはさらに小さくて細菌の百分の一くらい。逆に寄生虫は人の細胞より大きくて、目に見えることもある。病原体といっても「まったく別の生物である」ということをまずは覚えておこう。

それとね、病原体ごとに起こる病気もちがってくる。たとえば、カビは人の皮ふで増えることが多く、みんなもよく知っている★水虫は人の皮ふに住みつくカビの代表例だし、ケガをした部分が膿んできた場合は細菌が増殖（増えて多くなること）していることが多い。

★水虫：白癬菌というカビによる皮ふの病気。ほとんどが足で感染する。

★インフルエンザ：インフルエンザウイルスによる感染症で、発熱、のどの痛み、せき、頭痛、筋肉痛などの症状が起こる。ワクチン注射で予防や感染しても症状をやわらげることができる。

また、かぜの原因の多くはウイルスによるものだよ。★インフルエンザもウイルスだし、世界中で流行している★新型コロナもウイルス。こういった病原体は人間の体に住みついて、体の中で増殖します。病原体が出す毒素によって病気になる場合もあれば、病原体を攻撃しようと免疫システムが働くことが裏目に出て病気の症状につながることもある。かぜをひいたときに出る熱は病原体をやっつけようと免疫が反応した結果なの。

★悪さをしない病原体もあるぞ

反対に体に侵入しても病気を起こさないウイルスもあるんだぞ。なぜかわかる人？

澪ちゃん「免疫システムが警察官のように見まわりして、病原体を寄せつけないから。」

正解！　免疫システムがウイルスの悪さを取り除いてくれる場合だね。君たちも小さいころにかかった★水ぼうそうもウイルスが原因だけど、このウイルスは病気が治ったあとも、じつは体の中でしずかに生きつづけているんだ。でも免疫が水ぼうそうのウイルスが増殖しないようにうまくコントロールしているから平気なの。だけど歳をとってだんだんと免疫力が落ちてきたり、がんなどの病気になって体の抵抗力（元気をたもつ力）が弱まる

★新型コロナ：新型コロナウイルス感染症のこと。20章を見てね。

★水ぼうそう：10才以下の子どもによく見られるウイルスによる感染症。皮ふにかゆみの強い水ぶくれができ発熱する。感染力が強い。

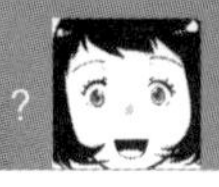

と、水ぼうそうウイルスはまたあばれだす。これが「帯状疱疹」という病気の仕組みです。

それから体に住みついても悪さをしない細菌もいるよ。ちなみに「皮ふにはどれくらい細菌がいるかわかる人？」「…（し〜ん）」、…あ、あれ。こ、答えは数百億個さ。こんなにたくさんの細菌が皮ふにいて、人間と共生しているんだね。このように人の体に住んでいても病気を起こさない細菌のことを「常在細菌」というよ。常在細菌は、口の中や腸の中にも同じくらいたくさん存在します。大事なことは、細菌やウイルスのすべてが人間に悪さをするのではなく、おとなしく人の体に住んでいるものもいるということ。つまり、常在細菌は悪さをしないので、病原体とはいえないよ。

【マジカルドクターからの答え】
病原体とは体に入ると病気を起こす生物のこと。「ウイルス」「細菌」「カビ」「寄生虫」などの種類があって大きさもさまざま。かぜも新型コロナもウイルスのしわざ。でもふだんは免疫システムがやっつけてくれるのでだいじょうぶ。「常在細菌」といって悪さをしない細菌もいる（これは「病原体」とはいわない）。

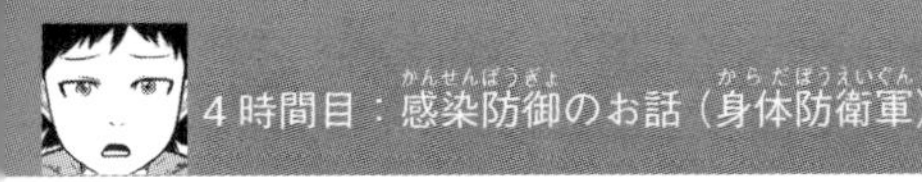

19. ぜん息って、なんですか？

★ぜん息はとにかくつらい

先生は小さいころからぜん息でした。二才のときに発症して大学生になるくらいまで発作がつづいた。今はぜん息が治って発作が出ることはない。ぜん息の発作はとても苦しいので、呼吸もしづらくなる。

翔くん「俺も…ぜん息だよ。すごくつらい。」

その気持ちよくわかるよ。息を吸うにもストローを使っているようで、ぜんぜん空気が肺に入ってこないしね。せきもしきりに出たり、痰もからむし、「このまま本当に窒息（息がつまること）してしまうんじゃないか」と思うくらい苦しかった。

翔くん「夜中によく発作が起きるんだ。真っ暗な中でひとり苦しんでいると、いっそこのまま楽になりたい、死んでしまいたいと思うことがある。」

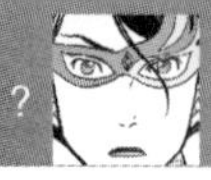

先生の場合は、季節の変わり目に発作が起きやすくて、夏の終りのすずしくなり始めたくらいから毎日つらかったの。夕方ごろに発作が出て、夜中にずっと「ゼイゼイ・ヒューヒュー」と呼吸があらくなる。発作止めの薬が効き始めれば呼吸も楽になるけど、夜中の2時や3時までぜんぜんおさまらず、横になるのも苦しかった記憶がある。一〜二か月ほどの発作期間が終了すれば、またいつもどおりの生活を送れるわけだけど、学校を休むこともしばしばだったから、やっぱりつらかったなぁ。

翔くん「どうせ治らないよ。家族にも迷惑ばかりかけている。俺はただの役立たずさ…。」

★せきや痰は味方かもしれないね

ぜん息には原因がいくつかあるのだけど、その多くはアレルギーといわれている。先生の場合は家の中のホコリやダニの成分に体がアレルギー反応を起こした結果、ぜん息になってしまったの。口や鼻から吸いこまれた空気は気管支を通って肺にとどく。この気管支でアレルギー反応が起きてしまうのが、ぜん息だよ。アレルギーの原因（★アレルゲン）となるホコリやダニが呼吸によって気管支にとどいてアレルギー反応が起きると、気管支

★アレルゲン：15章を見てね。

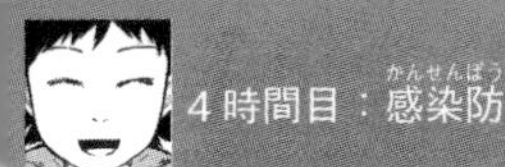

の細胞はそれらを追い出そうと水びたし攻撃に出るのさ。この水びたしになった状態が「痰」であり、気管支をむくませ、空気の通り道をせまくしてしまうわけ。さらに「せき」によって気管支からアレルゲンを吐き出そうとします。だから、ぜん息の発作が起きると、息がしづらくなり、せきや痰がたくさん出るんだね。

翔くん「せきや痰は悪ものではなかったんだ…。」

ぼくたちを助けてくれる味方かもしれないね。昔、子どものぜん息はとてもキケンな病気で、発作で死んでしまう子もいました。最近では治療が進歩して、きちんと病院に通えば、命にかかわることはまれになったよ。そしてね、

アトピーと同じようにぜん息も年齢とともに治っていく

といわれているんだ。翔くん、ぜん息は大人になるまでに治る確率が高い病気だよ。先生もあんなにつらかったけど、しっかりと病院で治療することで治りました。主治医の先生のいうことをきちんと聞いて治療しよう。

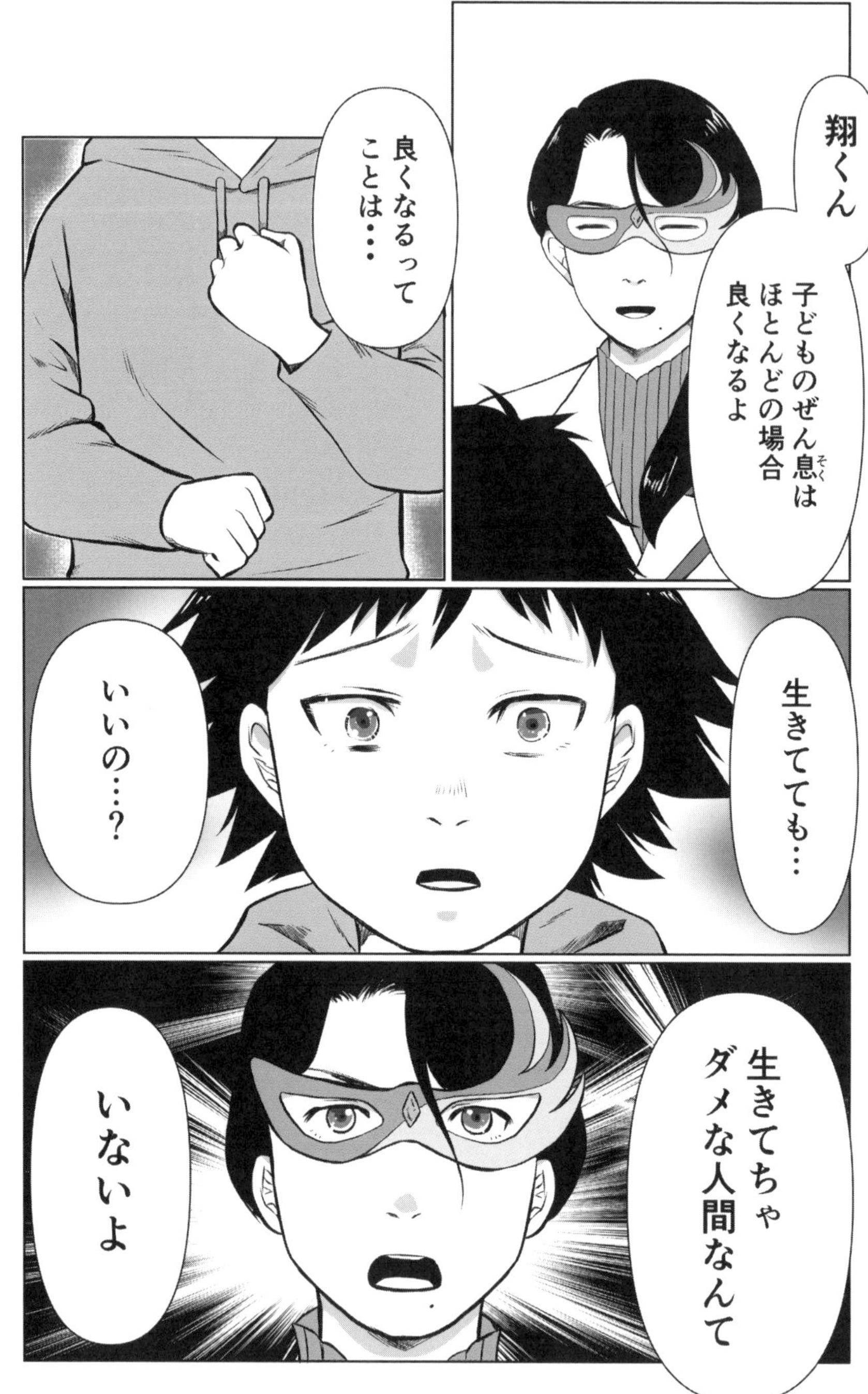
翔くん
子どものぜん息は
ほとんどの場合
良くなるよ
良くなるって
ことは…
生きてても…
いいの…？
生きてちゃ
ダメな人間なんて
いないよ

【マジカルドクターからの答え】

ぜん息は、漢字で「喘ぐ・息」とあらわすぐらい呼吸がつらくなる病気。原因の多くはホコリやダニなどのアレルゲンが気管支にとどいてアレルギー反応を起こすからだ。なので「せき」や「痰」で、アレルゲンを体から追い出そうとするんだね。今は治療法がある、病院できちんと治療しよう。

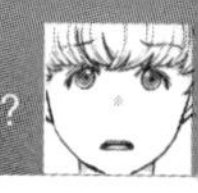

20. コロナって、なんですか？

★昔からあったコロナウイルス

「かぜの原因のほとんどはウイルスだ」という話はしたよね。10あるかぜの原因のうち八つから九つ（80~90パーセント）がウイルス性のかぜといわれているよ。１９９７年のデータだと、ウイルスの中で一番多いのがライノウイルス。これが全体の半分くらい。あとは、コロナウイルス、RSウイルス、アデノウイルスなどとつづきます。

悠真くん「え…コロナウイルス？」

びっくりした？「新型コロナウイルスは１９９７年には存在していたの？」と思ってしまうよね。コロナウイルスは以前から人に感染するタイプが四種類存在していた。なので、この四つのコロナウイルスは冬に起こる「ふつうのかぜ」の原因として有名だったのさ。

そのコロナウイルスが★変異を起こして病原性が強くなったものが２０２０年から世界

★変異：遺伝子の性質が一部変化すること。ウイルスも変異する。

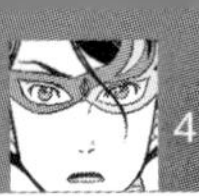

で大流行した「新型コロナウイルス」。このウイルスはやんちゃもので、新型コロナウイルス感染症として流行する前も変異を起こして大きな社会問題となった。たとえば「ＳＡＲＳウイルス」。これもコロナウイルスが変異したもの。ＳＡＲＳは２００２年に流行し、十人感染すると一人が死んでしまうという手強いウイルスで、世界中をおびやかした。２０１２年には「ＭＥＲＳ」という新しいコロナウイルスも発生し、十人に感染したら三、四人は死んでしまうというとてもこわい感染症として、こちらも人びとの生活をおびやかした。

で、新型コロナウイルスだけど、科学的には「ＣＯＶＩＤ-19」とよばれている。「coronavirus disease 2019」の略称で、つまり２０１９年に発生したコロナウイルス感染症という意味になる。本来は「ふつうのかぜ」であったコロナウイルスが変異して病原性が強くなっただけでなく、独特の感染力で世界に広まってしまった。

★最新技術のメッセンジャーＲＮＡワクチンの登場

みんなも知ってのとおり、このウイルスは若い人はあまり重症化せず、おじいちゃんやおばあちゃんが感染すると重い肺炎になる可能性が高い病気です。若い世代の人などは感

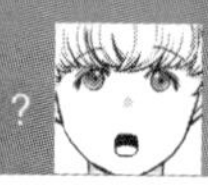

染してもあまり症状が出ない人もいて、のどが少し痛かったり、微熱だけで治ってしまうことも多い。だから、

知らずしらずのうちにまわりの人に感染させてしまうわけ。

ドイツではメルケル首相が「大事な家族を守るためにもクリスマスに集まるのはやめましょう」と涙ながらに訴えたのも、それを防ぐためなんだ。このウイルスを感染させてしまって、大好きなおじいちゃんやおばあちゃんが死んでしまったら悲しいよね。実際そういう出来事が世界中で起きてしまったの。

悠真くん「でも、ワクチンがあるでしょ。」

うん、ワクチンの登場で新型コロナウイルスをめぐる状況は少しずつ改善されている。本来、ワクチン開発は何年もかかるのだけど、このウイルスには新しい技術が使われていて、わずか一年たらずで登場した。しかも感染症の発症予防に95パーセントの効果がある強力なワクチンさ。

この新型コロナウイルスのワクチンは「メッセンジャーRNAワクチン」といって、世界で初めてつくられた新型ワクチンなんだ。ここで少しむずかしい話になるけど、「メッセンジャーRNAとは何か」について話をしてみよう。

人の体には60兆個の細胞があるといわれ、その細胞が集まって臓器や骨などのパーツをつくっている。細胞の中には核とよばれる部分があり、ここに★DNAが入っている。DNAには遺伝情報や体をつくる★たんぱく質合成の暗号などがきざまれている。DNAがもつたんぱく質合成の暗号を読み解きやすい設計図に変換したものがRNA。RNAは核の中でDNAの暗号を読み取り、メッセンジャーRNAとなって、核の外に出てたんぱく質のもととなるアミノ酸を合成する。DNAからRNAへ情報をバトンタッチし、そのようにしてつくられたアミノ酸が結びついてたんぱく質がつくられるという流れだ。つまりメッセンジャーRNAは体を構成するたんぱく質の設計図なんだ。

DNA（基本情報）→RNA（設計図）→アミノ酸（合成）→たんぱく質→臓器や骨→人間の体

ちなみに、新型コロナウイルスは「RNAウイルス」に分類される。つまり設計図にすぎないから「自分自身で増えることができない」ので、人の細胞がメッセンジャーRNA

★DNA：デオキシリボ核酸の英語名の略称。生物の遺伝情報をになう物質。DNAの情報にもとづいて体の細胞や臓器がつくられる。

★たんぱく質：6章を見てね。

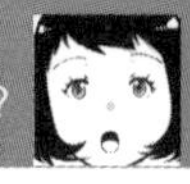

をアミノ酸に置きかえるシステムを利用してウイルスの数を増やそうとする。まるで自分で働かずに人のお金を巻き上げて生活する詐欺師みたいでしょ。

澪ちゃん「やあね、なんかゆるせないわ。」

そこで科学者たちも考えたのさ。「では、コロナウイルスのＲＮＡの一部（人には害のないもの）を設計図として人の体に注射して、免疫システムに敵として覚えさせたらやっつけてくれるだろう」ってね。それがメッセンジャーＲＮＡワクチンさ（ば～ん！）。メッセンジャーＲＮＡを体の中に入れて、「本当に免疫が働いてくれるのか」、今まで実験で確認されたことはなかったけど、今回はじめてその効果が証明されたの。これは本当にすごいことで、この技術は近い将来★ノーベル賞をとるんじゃないかといわれているよ。

それから★インフルエンザもウイルスで、コロナウイルスと同じＲＮＡウイルスの仲間なんだ。インフルエンザも変異を起こしやすいウイルスで、予防接種のワクチンを打っても毎年流行してしまう。だから★ＷＨＯがその年に流行しそうなインフルエンザウイルスの種類を予想してワクチンをつくり、それをみんなに注射しているんだね。ただし、イン

★ノーベル賞：23章を見てね。
★インフルエンザ：18章も見てね。
★WHO：世界保健機構の英語名の略称。世界の保健問題の調整などを行う国際連合の組織。

フルエンザワクチンはメッセンジャーRNAワクチンではなくて、★不活化ワクチンとよばれるもので、その効果は60パーセントくらいといわれている。新型コロナウイルスのワクチンの効果が95パーセントだから、この数字がいかにすごいかわかるよね。

【マジカルドクターからの答え】
ウイルスにはコロナやインフルエンザなどたくさんの種類があり、新型コロナウイルスはもともといたコロナが変異し、病原性が強くなったもの。症状が出ない場合も多く、知らないうちに人に感染させてしまうことがあり、感染対策がむずかしい。でも最新技術のメッセンジャーRNAワクチンで予防できると思う。

★不活化ワクチン：ワクチンは感染源の病原菌をもとにつくられるが「生ワクチン」「不活化ワクチン」「トキソイド」の3種類がある。生ワクチンは毒性を弱めた「生きた病原体」から、不活化ワクチンは「死んだ病原体の一部」をワクチンにし、トキソイドは病原体から「毒素だけ」を取り出してその毒素を無害化したもの。これにメッセンジャーRNAワクチンが加わった。

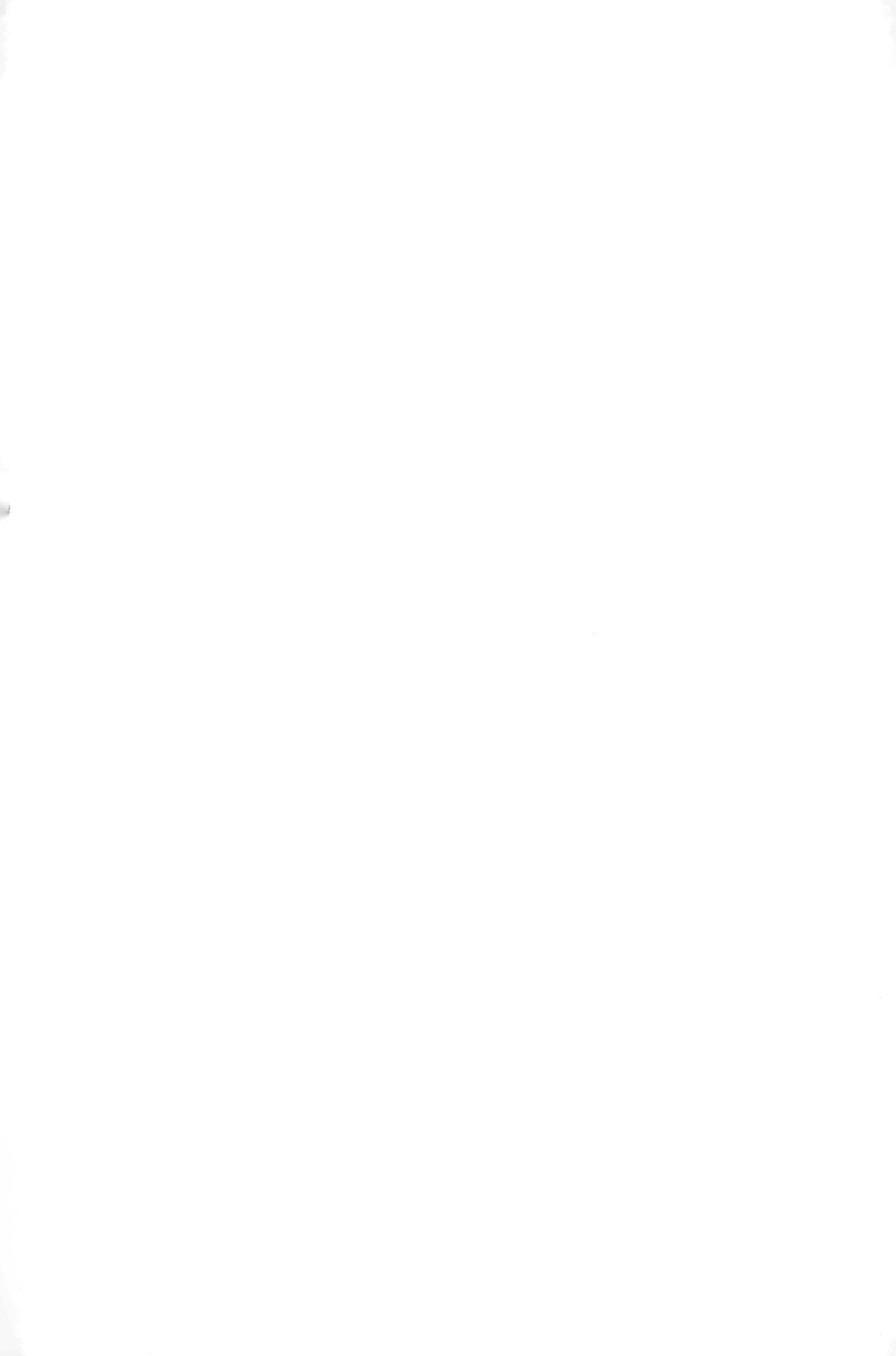

給食の時間

食べものとうんこのお話

お肉大好き！
野菜も食べようね
野菜大好き！
ごはんも食べようね
ごはん大好き！
お肉も食べようね
最初にもどる

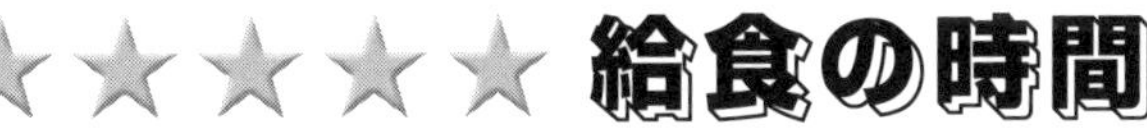

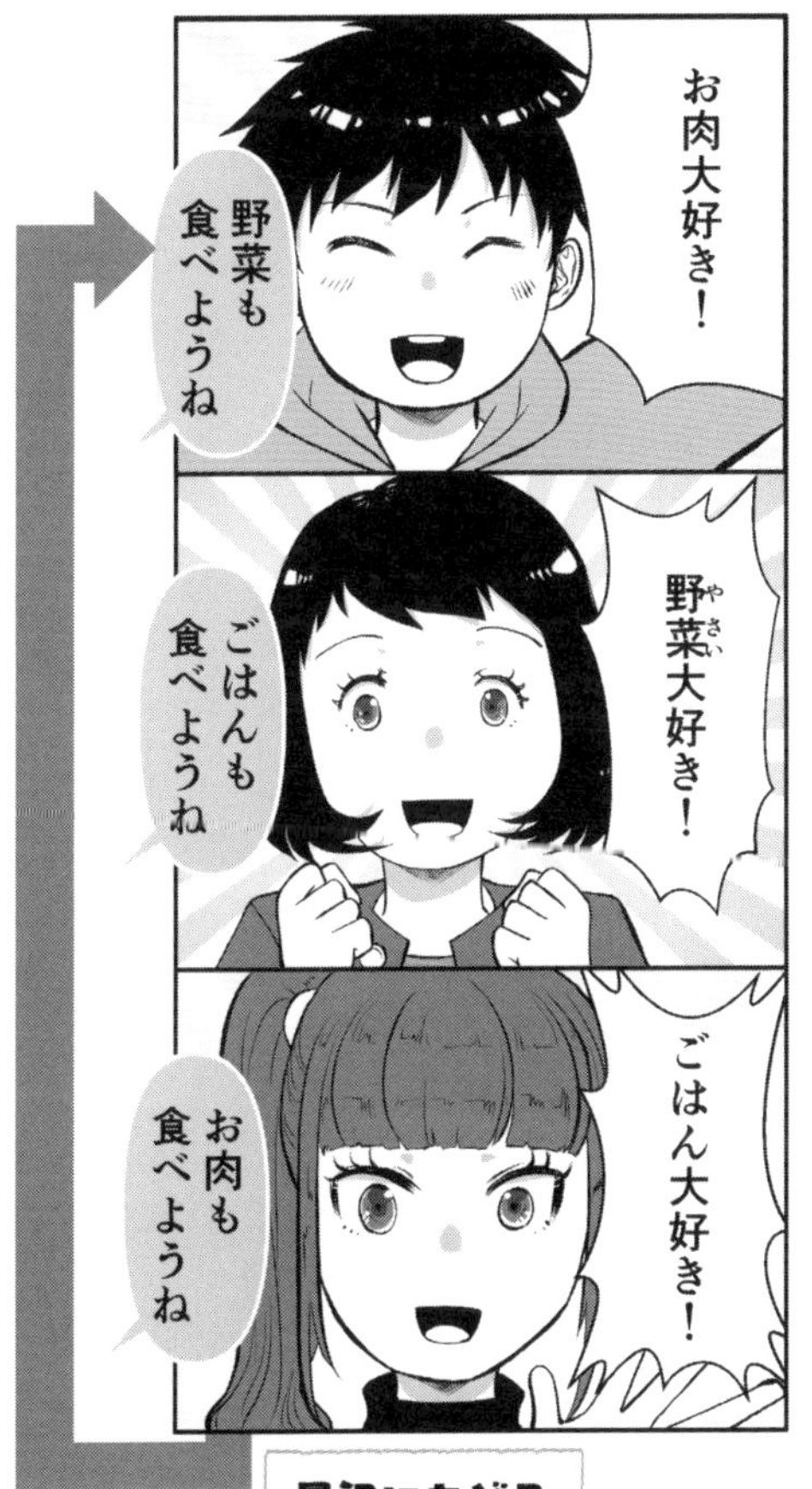

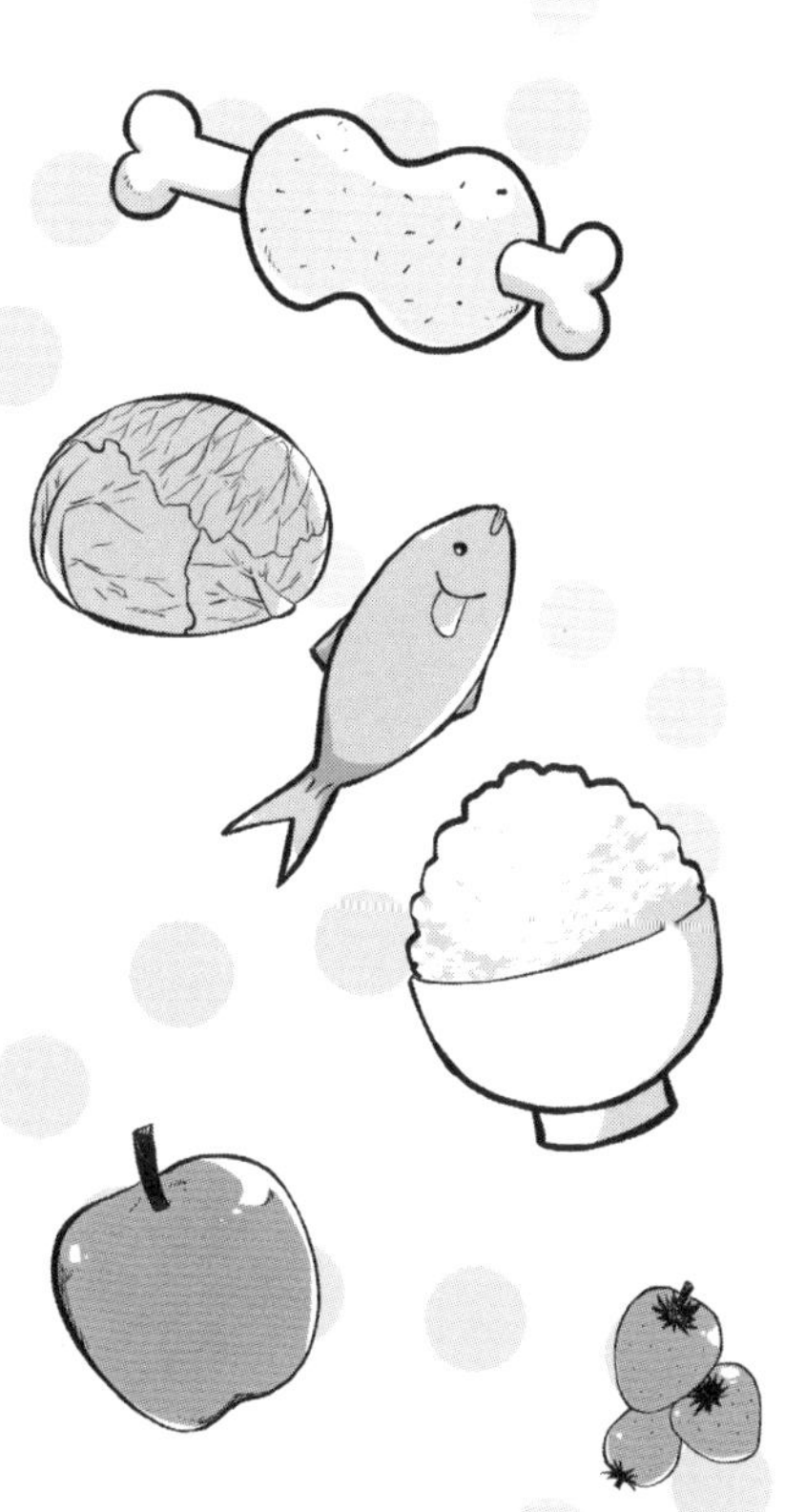

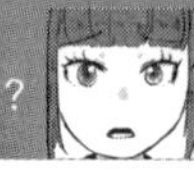

21. 食べもので病気を治せますか？

★食べもので病気を治すことはできない

さあ、給食の時間。午前中はたくさん勉強したから、この時間はむずかしいことは考えず、「食べること」、そして「出すこと」に集中しようか。

麻耶ちゃん「出すって、な〜に？」
翔くん「決まってるだろ、うんこのことだよ、うんこ！」
麻耶ちゃん「もー！　翔くん…やだー！」

（えへん！）「○○を食べれば、ぜん息が治る」とか、みんなも食べもので病気がよくなる話は聞いたことがあるかもしれない。結論からいうと、★糖尿病や食物アレルギーなどのごくかぎられた病気をのぞいては「食べもので病気を治療することはできません」。それどころか、その情報を信用して食べすぎたり、あるいは食べなかったりすると、「別の病気になるリスクのほうが高い」と先生は思うんだ。

★糖尿病：血液の中の血糖値（糖分の量）がずっと高いことで起こる病気。1型と2型の二種類がある。目や腎臓や神経の障害などが起こる。

でも例外はあって、アトピーなどのアレルギーの病気では食物アレルギーをあわせもつことがあり、特定の食材を摂取するとアレルギー反応が出てしまう。こういう場合は、アレルギーを起こす食べものはさけなければいけない。しかし心配だからといって、「あれもダメ、これもダメ」としていると、食べられるものがどんどん少なくなってしまうよね。

麻耶ちゃん（うつむいている）「…お母さん、やっぱりわたしのことが心配なのかな。」

★安易な食事制限はよくないかも

親にしてみれば、子どもにアレルギーがあったら心配。何を食べさせたらよいかわからないし、不用意に食べさせて具合がわるくなったらもっと大変。それを防ぐ方法として、食材の成分を少しだけ注入して体の反応を見る検査がある。つまり、実際にその成分を体の中に入れてみてアレルギーが起こるかどうかを見るわけ。この検査は簡単そうにみえるけど、アレルギー反応が強い人は★アナフィラキシーショックという命にかかわる状態を引き起こすので、専門の医者のもとで行わなければならない。検査の判定もむずかしく、お医者さんでもトレーニングがいるため、食べものにアレルギーがあるかどうかの判断は専門医の診察が必要なの。そうした医療の土台の部分を省略して、安易に食事制限をしてしまう★民間療法

★アナフィラキシーショック：小麦やタマゴなどのアレルゲン（アレルギーを起こす成分）により、体が必要以上に反応（免疫システムが働きすぎて）して体がショック状態となること。
★民間療法：4章を見てね。

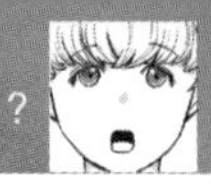

もあるけど、そんなことしたらどうなると思う？

悠真くん「具合がわるくなるよ。体がほしい栄養をとれないんだもの」

だよね。結果として、患者さんが死んでしまってニュースになったり、子どもの場合は栄養が足りなくて身長がのびないなどの成長障害が起きてしまうこともある。

★かたよった食事のとりすぎもよくないかも

それと、病気の予防になるからといって、ある特定の食材だけを食べすぎるのもよくないぞ。先生はワインがすきだけど、「赤ワインの成分の一つのポリフェノールをとると健康になる」という話をワインバーなどでよく聞く。調べてみると、心臓の病気を予防するにはポリフェノールを毎日2・6グラム以上とらないといけないそうだ。これはワインボトル一本分に相当する。つまり、毎日ワインを一本飲みつづけてやっと心臓の病気になる確率を少しだけ減らせるわけ。赤ワインにはポリフェノール以外にも糖分やアルコールが入っているので、毎日飲んでいたら肝臓は悪くなるし、アルコール中毒になる可能性もあるし、糖分のとりすぎで糖尿病になるかもしれない。そんな飲み方をしたら体をこわしちゃうよね。

このように、食事と病気の関係性はとてもむずかしく、ユーチューブで食事による健康法を紹介していたからといって、それをそのまま信じてしまうのはキケンだよ。

【マジカルドクターからの答え】

食べものと体の相性を判断するには専門的な検査が必要。安易に食事制限をしたり、ある特定の食品ばかりを食べるのは体によくないよ。

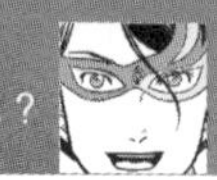

22. 目くそ、鼻くそ、うんこって、な〜に？

★くそはくそでも、どれも成分がちがうよ

「食べた」あとは「出す」の流れで、目くそ、鼻くそ、うんこの話をしようか。

まず、「目くそ」。まぶたには涙腺という部分がある。涙腺には油をふくんだねばり気のある液体を出して、目についたゴミなどを洗い流し、目を清潔に保ってくれる作用がある。まぶたから出たこの液体が「涙」ね。涙は、まばたきとともに目頭にある涙嚢というところへ洗い流される仕組みになっている。ただ、寝ているときはまばたきができないため、朝起きると目頭に「目やに」としてたまる。この目やにが「目くそ」の正体だ。少しくらい目くそが出てもまったく問題ないが、多すぎる場合は、目の病気かも。目にばい菌やウイルスが感染した場合は、目くそが多くなるから気をつけよう。

一方、「鼻くそ」はほとんどがゴミなの。鼻から空気と一緒に入ってくるゴミを鼻毛がフィルターとなって取りのぞき、肺に入ってこないようにガードしている。鼻毛フィル

★蓄膿症：かぜ、花粉、ストレス、カビなどにより、鼻の中の副鼻腔というところが炎症を起こして膿がたまり、鼻づまりやイヤなニオイがするなどの症状が起こる。

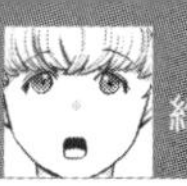

ターにひっかかったゴミが鼻くそとなって、鼻の中にたまる。それと鼻水から水分がぬけて乾いてかたまったものも鼻くそとなる。鼻くその原因のほとんどは鼻水とゴミだけど、鼻水が緑や黄色っぽいときは★蓄膿症の可能性があるから、病院で診てもらいましょう。

最後はお待ちかねの「うんこ」。うんこは食べたもののかすと思っている人が多いかもしれないね。

悠真くん「食べものから栄養を吸収したあとにのこるのがうんこ。だから食べもののかすだと思うけどなぁ。」

じつは、うんこの成分で食べかすは10パーセント以下で、ほとんどが水分なの。うんこは80パーセントが水分で、のこる20パーセントのうちの「三分の一ぐらいが食べかす」「もう三分の一が★腸内細菌」「最後の三分の一が腸の粘膜がはがれたもの」といわれている。

うんこには腸内細菌や腸の粘膜もふくまれているため、うんこを見ると腸が健康かどうかわかるよ。健康な人はバナナのようなうんこが出る。コロコロうんこは水分が足りない

★**腸内細菌**：腸には千種類、百兆個の細菌が生きている。腸内環境を元気にしてくれるビフィズス菌や乳酸菌などの善玉菌もいれば、おなかをこわすなど病気の原因となる悪玉菌もいる。

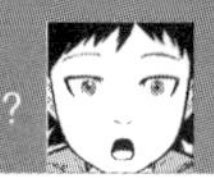

証拠だし、黒いうんこは胃や腸で出血している可能性があるぞ。うんこが真っ黒な人は病院の検査が必要だね。それと、うんこに血がまじるようであれば、これも病気の可能性があるので、やはりお医者さんに診てもらいましょう。

【マジカルドクターからの答え】

同じくそでも成分がちがうよ。目くそは「涙」。鼻くそは空気中の「ゴミ」や「鼻水（が乾いたもの）」。うんこのほとんどは「水分」だけど、「食べかす」「腸内細菌」「腸の粘膜がはがれたもの」もふくまれる。

うんちで体とお話ししよう

ブリストル便形状スケール

1	コロコロ便		かたくて丸い
2	かたい便		かたくて長い
3	ややかたい便		ちょっとかたくて長い
4	ふつう便		つやがあって長い
5	ややややわらかい便		ぶにょぶにょしてバラバラ
6	泥状便		泥んこみたいなの
7	水様便		おしっこみたいなの

おしりが痛いときがあるよ！

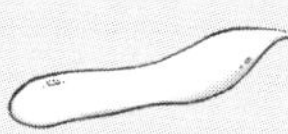

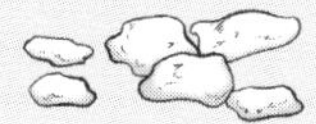

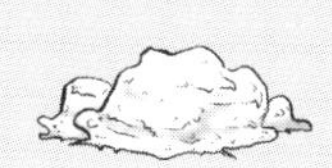

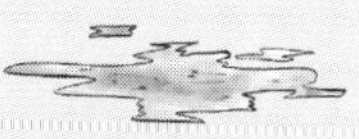

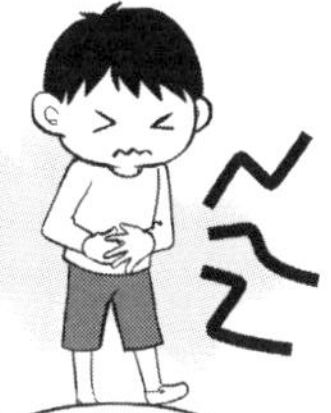

おなかが痛いときがあるよ！

おなかやおしりが
痛いときは
家族の人に相談してね

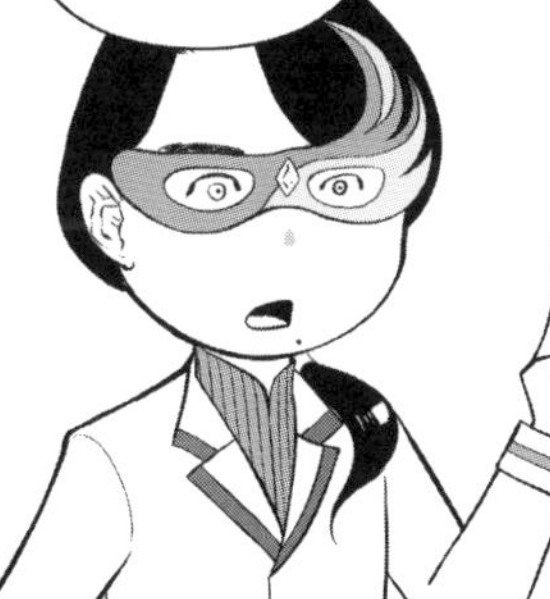

※ご家族のかたへ
受診したほうが良い場合がありますのでご注意ください。

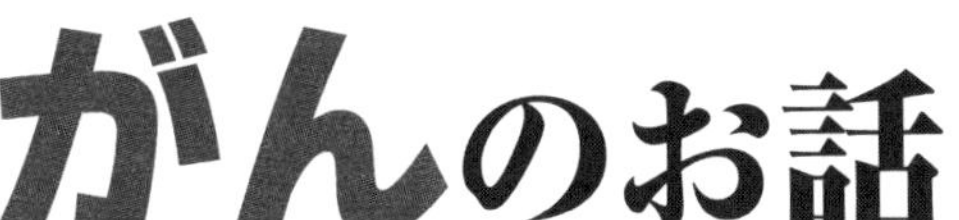

（標準治療の大切さ）

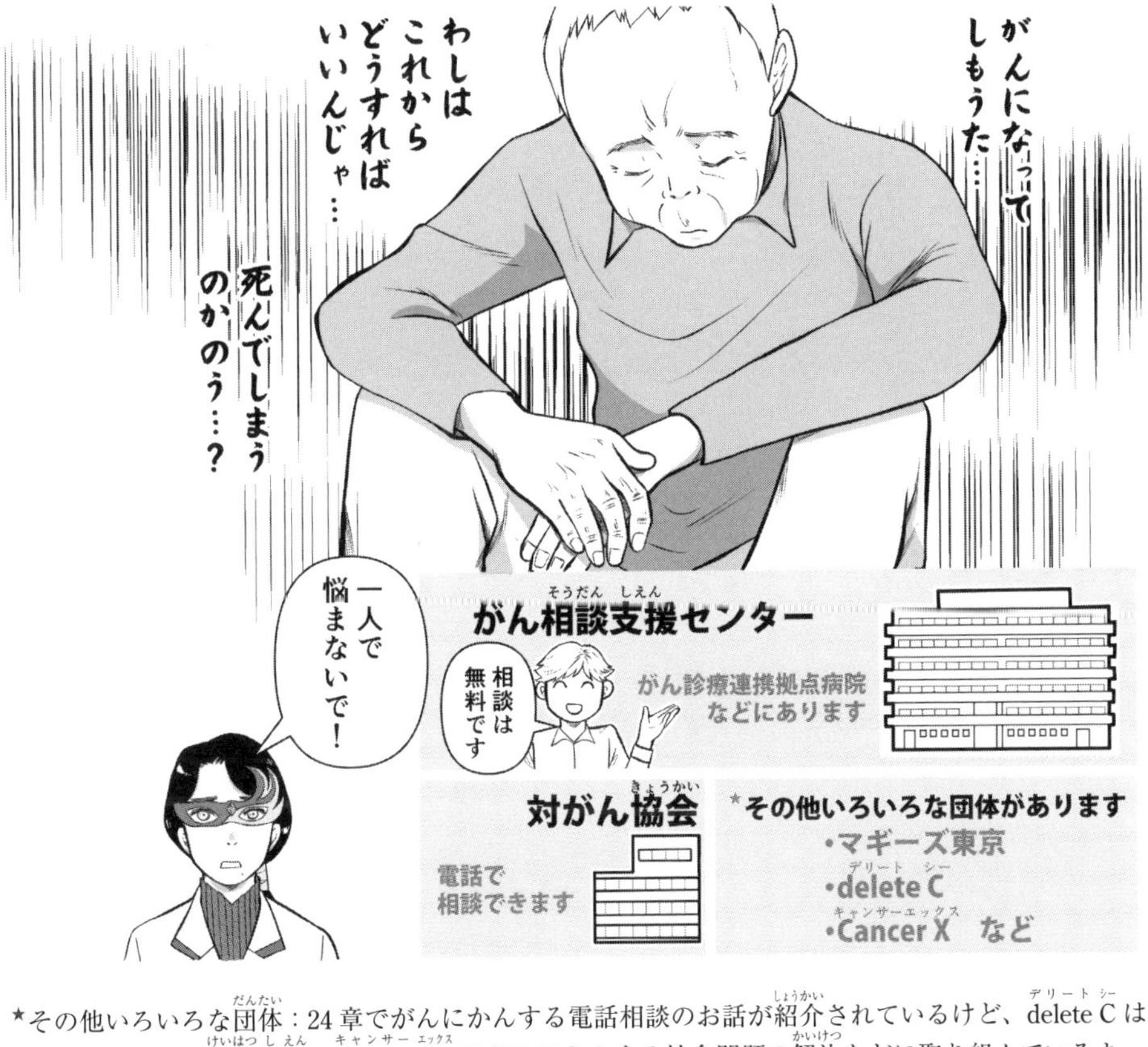

がんになってしもうた…

わしはこれからどうすればいいんじゃ…

死んでしまうのかのう…？

一人で悩まないで！

がん相談支援センター

相談は無料です

がん診療連携拠点病院などにあります

対がん協会

電話で相談できます

★その他いろいろな団体があります
- マギーズ東京
- delete C
- Cancer X　など

★その他いろいろな団体：24章でがんにかんする電話相談のお話が紹介されているけど、delete Cはがん研究やがん啓発支援、Cancer X はがんにかんする社会問題の解決などに取り組んでいるよ。

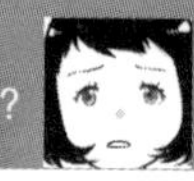

23. がんって、なんですか？

★がん治療のイメージをアップデートしよう

がんについて、みんなはどんなイメージをもってるかな？「死んじゃう病気」「治らない病気」「抗がん剤（がんが増えるのをおさえる薬）を使うとかみの毛がぬけちゃう」とか、こわくて暗いイメージをもっている人が多いかもしれないね。

澪ちゃん「とてもこわい。がんになると死んでしまうんでしょ。治らないってことはそういうことだもの。死んでしまった人はもどってこない。お姉ちゃんと一緒。」

その気持ちよくわかる。でもこれらのがんのイメージは、たぶんひと昔前のがんの話だと思う。最近は治るがんも増えてきたし、かみの毛がぬけない抗がん剤もある。君たちもぜひがん治療の知識をアップデート（情報を最新のものにすること）してほしいと思います。

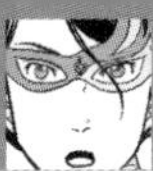

★がんのメカニズムを知る

まず、がんについて正しく知りましょう。がんというのは、体の中の細胞がルールを破って勝手に増殖（細胞が増えること）し広がっていく病気なんだ。もともと、体内の細胞はルールにしたがって増えたり死んだりしている。たとえば、皮ふの細胞は一か月から一か月半かけて、増殖して死んでいき、新しい細胞へと入れ代わる。このルールがこわれて、速いスピードで細胞が増えたり、死ぬはずのタイミングで細胞が死なずにゾンビのように増えつづけてしまうのが「がん」なの。

たとえば、がん細胞が皮ふで増えつづけると、いずれ皮ふの中にある血管に入りこみ、内臓や骨にまで転移（がん細胞が移動し、そこで増えること）してしまう。また、皮ふの★リンパ管という部分に入れば、リンパ節に転移する。こうやって、がんは最初にできた部分で大きくなったあとは、血の流れやリンパの流れにのって全身に運ばれ、体のいたるところで増殖するため、人の命をうばうことになる。これが、がんのメカニズムだ。

★でもがんは無敵ではない

体の中のどの細胞もがんになる可能性がある。残念ながらこれは事実。正常な細胞ががんになることを「がん化」という。がん化の原因はさまざまで、皮ふがんの場合は、その

★リンパ管：16章を見てね。

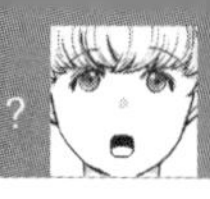

ほとんどは紫外線が影響している。紫外線によって皮ふの細胞の★DNAがダメージを受け、それが原因でがん化するんだ。ウイルスによってがん化することもある。女性の子宮にできる★子宮頚がんはヒトパピローマウイルスが原因とわかっているし、タバコやアルコールもがんの要因であることは有名だよね。

悠真くん「がんから逃れられる細胞はないけど、その原因を知れば、がんになりにくくなるんじゃないかな。」

おしい、でも一理あるね。紫外線の影響で皮ふの細胞ががん化してしまうのであれば、みんなすぐ皮ふがんになってしまうよね。でもそうはならない。なぜか。人間の体には細胞のがん化を防ぐメカニズムも存在するから。つまり、紫外線でダメージを受けたDNAを修復するシステムが人間の体には備わっている。なので、がんの原因となるタバコやアルコールを体に取り入れてもすぐにはがんにならない。修復が追いつかない状態や修復機能が弱ってくる年齢となって、はじめてがん化するといえる。

それとね、体の★免疫システムはがん化した細胞をやっつけてしまう力をもっているん

★DNA：20 章を見てね。
★子宮頚がん：9 章を見てね。
★免疫システム：15 章を見てね。

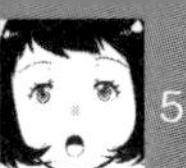

だ。がん化した細胞は「人間が鬼に変わってしまったようなもの」なのかもしれない。鬼は人のように見えるけど、よく見ると人とはちがう。そのちがいの部分を標的として、人間の免疫システムは攻撃をしかけるんだ。鬼が少なければ免疫は鬼を全滅させることができるが、鬼が多すぎたり、人間と区別がつかないくらい上手に化けていれば、免疫に見つからず増えつづけていく。

澪ちゃん「鬼と鬼殺隊の関係みたい。鬼に負けなければ死なない。生きることもできる。」

そんな漫画もあるよね。がん化した細胞は生きのびるのに必死だ。抗がん剤を使ってある程度がんをやっつけたとしても、こんどは抗がん剤が効かないがん細胞に変身して増殖したりする。そんなふうにがんがある程度大きくなり、進行してしまうと、人の命にかかわることになる。

★「がん免疫療法」が有効。でもニセモノには注意！

免疫とがん細胞の戦いで、免疫が勝てばがん患者さんは治るはず。ここに着目して開発

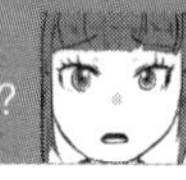

されたのが「がん免疫療法」だ。がん免疫療法は、人間に本来備わっているがん細胞への攻撃をより強くする治療法なの。日本人研究者の本庶佑先生らががん免疫療法の標的となるPD-1という分子を発見して、2018年に★ノーベル賞を受賞した。

がん免疫療法はこれまでの抗がん剤とちがって、かみの毛がぬけることはほとんどないし、気持ちが悪くなることもない画期的な治療法で、現在多くのがんに使われている。こうやって聞くと夢のような薬だし、すべてのがんが治ると思うかもしれないよね。ぼくら医者も最初はそう感じた。しかし、がん化した細胞も手強く、がん免疫療法が効かないような細胞をつくりだせることがわかってきた。

鬼も生きのこるために変化するんだね。人間とがんとの戦いはまだまだつづくと思う。

最後にがん免疫療法の注意点を説明しよう。じつはがん免疫療法は古くから注目されていた治療法なの。ところが、いくら研究してもがんを治せなかったため、多くの研究者が免疫ではがんを治せないと考えていた。その考えをひっくり返したのが本庶先生らのがん免疫療法で、世界中がびっくりしたうえに、実際にがんが治る患者さんが出てきたため、ノーベル賞を受賞したわけね。

★ノーベル賞：スウェーデンの発明家アルフレッド・ノーベルの遺言により、物理学、化学、生理学・医学、文学、平和の分野で人類に最大の貢献をもたらした人に贈られる賞。のちに経済学賞も追加された。本庶佑先生はノーベル生理学・医学賞を受賞した。

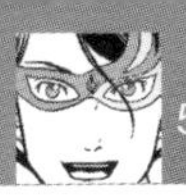

ところが、世の中には「これまで失敗していたがん免疫療法を、ノーベル賞を取ったがん免疫療法のように見せかけ、高額な治療費を請求する」といったニセモノの免疫療法も出まわっている。本物とニセモノの見分け方は、

★保険診療が効くかどうかだ。★標準治療といいかえてもいいかもしれない。

保険診療が効かないがん免疫療法は「ニセモノ」か、「効果がまだ実証されていない治療法」である可能性が高いといえるよ。

【マジカルドクターからの答え】

最新のがん治療を知ろう。がんのメカニズム、免疫システムや治療法を理解すれば、がんは治らない病気ではなくなりつつあることがわかる。保険診療でない「がん免疫療法」には気をつけよう。

★保険診療：厚生労働省の検討会で医療上の必要性の高い治療法は医療保険の対象として認められる（医療費の一部のみ患者がはらう）。保険診療でない治療法は自由診療といい、医療費は患者が全部はらう。

★標準治療：14 章も見てね。「業間休み」も読みなおそう。

保険制度(ほけんせいど)ってな〜に？

病院にかかったとき

7割 （または 8割〜10割）	3割 （※2割の人や 負担無しの 人もいる）

もし1万円
かかったら

患者(かんじゃ)は3千円はらう

保険組織は7千円
はらう

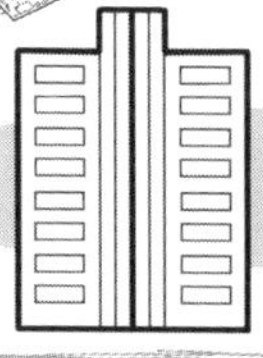

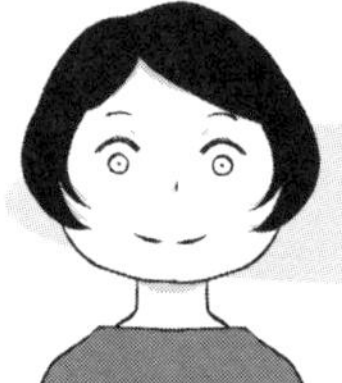

保険　患者

みんなの保険料

保険料として
毎月お金を
しはらう

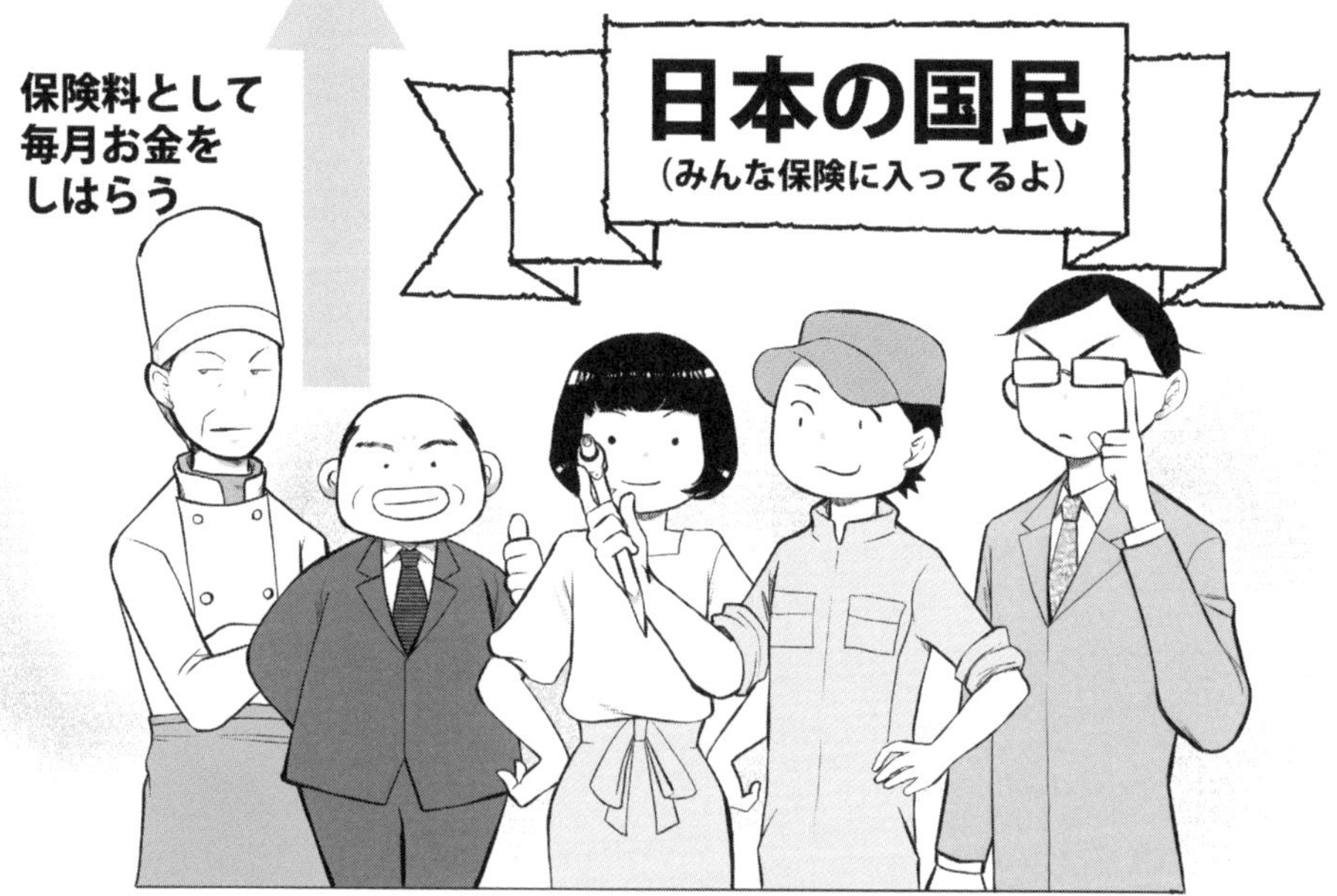

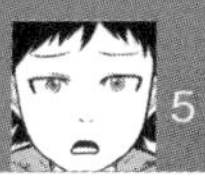

24. おじいちゃんががんになりました。どうしたらいいですか？

★十年前なら治らなかったがんも治る時代

翔くん「先生、どうしよう？　おじいちゃんががんになっちゃった。やだやだ。死んじゃうのかな。おじいちゃんもすごく落ちこんでいる。どうしたらいいの…。」

人間の体には細胞ががん化しても修復できる仕組みがあることは説明したね。また、細胞ががん化してもはじめの段階で免疫システムがやっつけてくれることも理解できたと思います。がんになってしまうのは細胞のがん化を防ぐ仕組みが年齢とともに弱ってくるからだったよね。なので、歳をとると、どうしてもがんになる人が増えてしまうんだ。

みんなは死ぬことがこわいと思います。死ぬのがこわいのは歳をとっても同じ。お年寄りになっても死はこわいもの。こわいし、助かりたいと思うから、たくさんの人ががんの治療をしに病院に通う。幸いにも、がんに対する新しい薬の登場のおかげで、これまで治

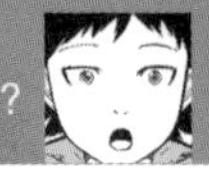

らなかったがんも治るようになってきた。がん治療にかんする研究はすごいスピードで進んでいるから、先生の患者さんでも、十年前だったら治らなかったがんも治った人がいるよ。だから、まずはがんの専門のお医者さんにきちんと診てもらうことがなによりも大事なんだ。がんになったおじいちゃんが病院で治療を受けていれば、翔くんが治療について心配することは何もありません。お医者さんが一番よい治療をしてくれるはず。

★がんのこまりごとは相談員さんが聞いてくれるよ

これまでの授業でも「インターネットの世界にはインチキな情報が多い」と説明したよね。君たちもユーチューブでがんを治す秘密の方法とかを見つけるかもしれない。そこで「やった、がんを治せる」とよく考えずによろこんではいけないよ。「★エビデンスはあるのか?」「ウソじゃないのか?」「この人は専門家なのか?」などの情報をしっかりと見分けないといけません。

がんになった患者さんは、エビデンスのない★サプリメントや★民間療法を友だちや家族からすすめられることが多いそうだ。もちろん、がんを治してあげたいと思う善意からだと思うけど、その数が多すぎたり、お金が高すぎたりして、患者さんの負担になること

★エビデンス：14 章を見てね。
★サプリメント：14 章を見てね。
★民間療法：4 章を見てね。

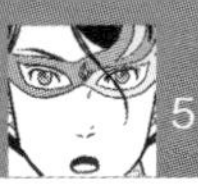

もある。「何かしてあげたい」という気持ちはよくわかる。でもね、治療にかんしてはお医者さんにおまかせし、みんなはお見舞いに行って学校の話をしたり、いつも通りにしてあげてください。みんなの笑顔が一番の薬になるのだから。それとね、

病院の中、病院の外には、がんについて相談できる場所がたくさんあるんだ。

少し大きめの病院（★がん診療連携拠点病院）には、がん相談支援センターという部門がある。そこにはがん専門相談員がいて、がんにかんする相談ができる。治療や生活のこと、人間関係にいたるまで「がんになってこまってしまったこと」のすべてが相談対象なんだ。

はじめてがんを宣告されたとき、人間はパニックになるものです。

その後、少し冷静になって「家族をどうしよう」とか「今後の生活はどうしたらいいのか？」などと考え始める。そんなとき、大人でもなかなか相談できる人が見つからない。がん専門相談員は、日ごろから多くのがん患者さんやご家族の相談を受けているので、あらゆる相談にのってくれて味方になってくれるよ。もしおじいちゃんが通っている病院にがん相談支援センターがなくても心配はいらないぞ。がん診療連携拠点病院に通院してない患者さんでも無料で相談にのってくれるからだ。これは覚えておいてね。

★がん診療連携拠点病院：全国に約400の病院数があり、専門的ながん医療の提供、がん患者や家族への相談支援・情報提供などを行っている。

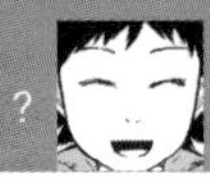

翔くん「まるで、みんなにとっての先生みたいな存在だね。」

照れるなぁ。病院の外にもがんについて相談できる場所があるよ。一つは日本対がん協会。ここではがん相談ホットラインを開設しており、平日の午前10時から午後6時まで予約なしで無料の電話相談ができます（03-3541-7830）。それからマギーズ東京（03-3520-9913）という相談ができる場所もある。こちらは平日の午前10時から午後4時まで一般の人に開放され、看護師さんや心理士さんと安心してお話しできる。

おじいちゃんやおばあちゃんががんとわかり、お父さんお母さんが「だれに相談していいかわからない」とこまっていたら、こうした相談窓口を教えてあげてね。きっとものすごく感謝されることでしょう（マジカル！）。

【マジカルドクターからの答え】

がんの治療はすごいスピードで研究されている。十年前なら治らなかったがんも治る時代。医師の治療を信じて、エビデンスのない民間療法などはすすめないほうが患者さんもつかれない。こまったことがあったら相談員さんに聞いてね。

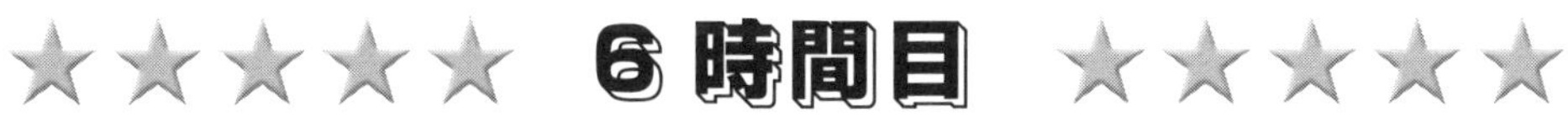

病院や医療（いりょう）のお話

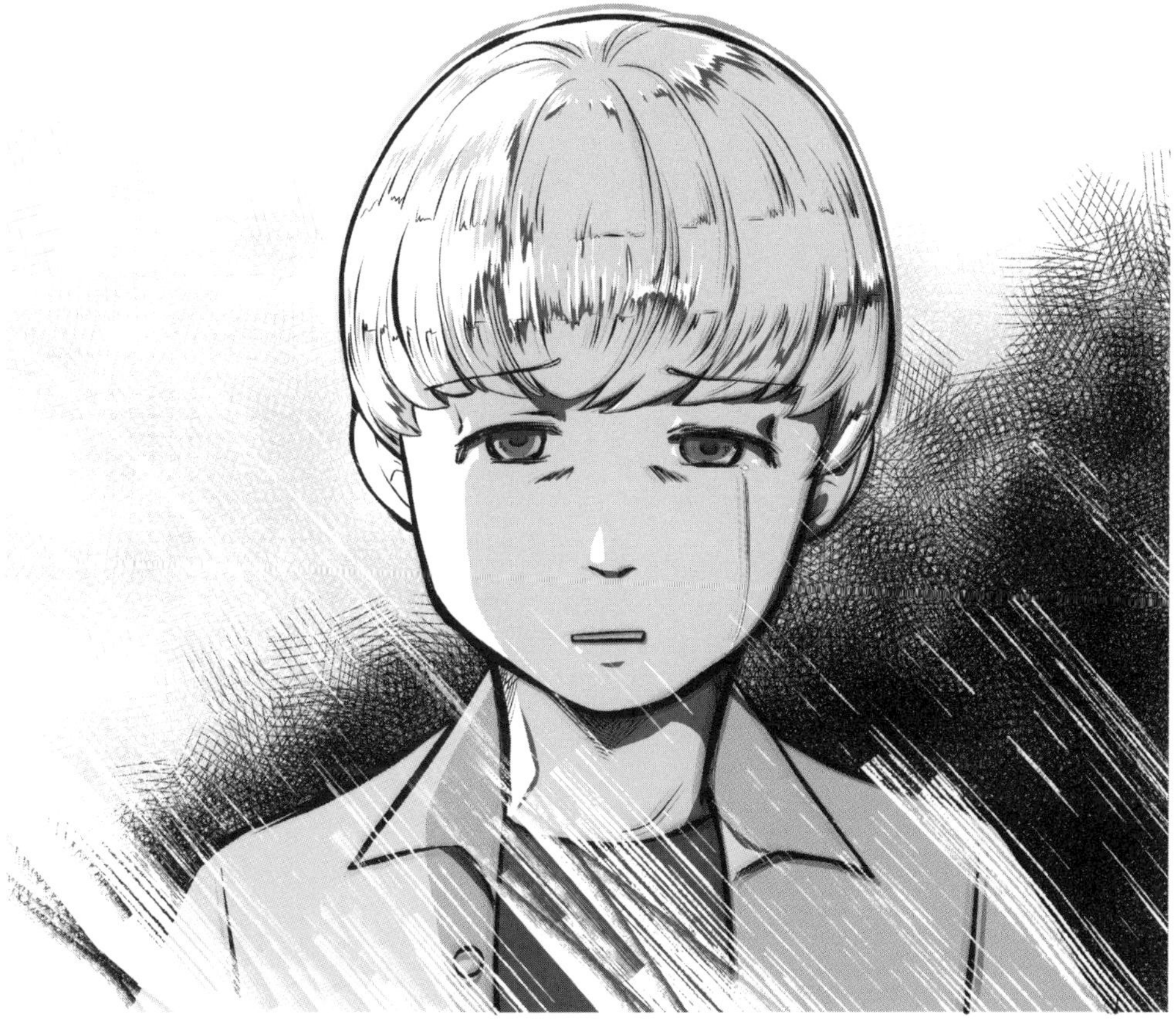

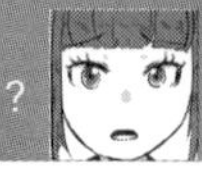

25. どうしていろんな科があるの？

★医者でも迷うくらいたくさんの専門科がある

病院の看板には、病院名の横に「○○診療科」と書かれていることがあるよね。胃腸科とか整形外科とか、病院にはたくさんの科があるんだ。いったいどれくらいの診療科があるか、みんなは知ってますか？

悠真くん「小児科なら弟だって、入院しているよ。そうじゃなくてさ、科の種類でしょ、先生がいっているのは。」

翔くん「俺は小児科の先生に診てもらっている。」

麻耶ちゃん「皮ふ科、知ってる。お母さんと通ってるもの。」

なかなかくわしいね。ごくふつうの分け方でいうと、大きく内科、外科があって、それから眼科、耳鼻科、整形外科、産婦人科、小児科、皮ふ科、精神科がよく知られているところで、それから直接患者さんを診療しない麻酔科、放射線科、病理診断科などがあります。これだけで十個をこえるけど、大学病院などの大きい病院になるともっと多いよ。たとえば、内科の中でも病気の種類や部位ごとに、循環器内科、消化器内科、呼吸器内科、脳神経内科、腎臓内科、血液内科、免疫内科、内分泌内科、腫瘍内科などに分かれる。外科は、消化管外科、心臓血管外科、脳神経外科、小児外科などに分かれる。ぼくら医者でも、

「あれ？　この症状はどの科が専門だろう？」

と悩んでしまうくらい細かく分類されているんだ。次のページに「どんな病気のとき、どの科に行けばいいの？」をまとめたのでゆっくりながめてみよう。

★医者や病院どうしで役割分担

悠真くん「でもさ、なんでこんなにたくさんの診療科があるの？」

その理由は、医学の進歩が速すぎて一人の医者がカバーできる専門領域が追いついていけないからだと先生は思っている。一説には、医学にかんする知識は一か月で二倍に増え

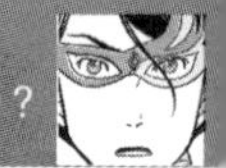

主な科目名	どんな病気のとき、どの科へ行けばいいの？
内科	具合が悪いときにまず受診する。アメリカやヨーロッパでは総合診療内科とよばれている。めずらしい病気や専門性が高い病気は内科から専門科へ紹介してもらう
脳神経内科	頭痛やめまいなど、脳や神経に異常があるときに受診する
消化器内科	下痢や腹痛、吐き気などおなかの症状があるときに受診する
免疫内科	原因がわからず検査をして調べてみると、免疫に異常があることがわかったときなどに受診する
内分泌内科	糖尿病や甲状腺などホルモンが関係する病気を診る
腫瘍内科	さまざまながんを治療する。どこの臓器にがんができているかは関係なく、抗がん剤治療を必要とする患者さんを診る
小児科	15 才までの子どもが病気にかかったときに受診する
精神科、心療内科	心の病気にかかったとき、ストレスなどでうつ病になったり、苦しくてふだんの生活ができなくなったときに受診する
外科	★クリニックではケガをしたときに受診する（整形外科にちかい）。大きな病院だと役割が異なり、内臓の病気を発見して手術が必要となった患者さんを診る
脳神経外科	頭をケガしたときや脳の手術が必要なときに受診を検討する
眼科	目が悪くなったり、異常を感じたときに受診する
耳鼻科	耳や鼻、のどに異常があるときに受診する。めまいも耳鼻科の病気として診ることもある
皮ふ科	体のかゆみやアトピーなどの皮ふの病気を診る。かみの毛や口の中、陰部を診ることも専門としている
整形外科	ケガをしたときに受診する。骨折などを治す
形成外科	顔にケガをしたなど、傷をきれいに治すことが必要なときに受診する
泌尿器科	おちんちんに異常があるとき、性病にかかったとき、腎臓に異常があるときに受診する
産婦人科	妊娠や出産を診るのが産科。生理の異常や性器からの出血などは婦人科

★クリニック：1章を見てね。

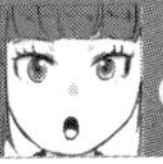

るといわれているしね。「とてもすべての分野の最新研究までフォローアップ（情報などを追いかけること）できません。先生にもできません。」（本音です・汗）。…であるがゆえに、医学の分野は細分化が進んでいるのだ！

麻耶ちゃん「（先生）ひらきなおっている…。」

ただこんなに専門分野が分かれてしまうと、患者さんも「どの科へ行ったらよいのか」さっぱりわからなくなるよね。おなかが痛い場合でも胃や腸が原因ではなく、心臓に病気が見つかることもあるし、最初から症状に合う診療科を選ぶのはむずかしい。

そこで★総合診療科が大事な役割をになうわけだ。日本ではかかりつけ医とよばれるクリニックのお医者さんが総合診療科の代わりになっている。まずは❶クリニックで全身をまんべんなく診てくれるかかりつけ医に診察してもらう。❷かぜなどごくふつうの病気であれば、そのクリニックで治療できるし、❸専門性の高い病気であれば、かかりつけ医から大学病院などの専門医に紹介してもらう。はじめから大病院の専門医のところに行かず、かかりつけ医を受診することは、専門性の高い大きな病院に患者さんがたくさん訪ず

★総合診療科：専門性が細分化しすぎた医療において、人の体を特定の臓器や病気に分けずに全体的に診る診療科。総合診療科の診断のあと、専門の医師に紹介されることも多い。

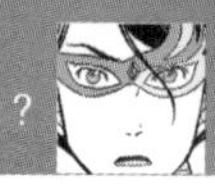

れすぎて、病院が患者さんであふれないようにするためにも有効なの。

悠真くん「お医者さんどうし、病院どうしで役割分担しているわけか」

その通り！　でも、こうやって病院どうしが役割分担したとしても、医学がどんどん進歩すれば専門性はさらに細分化され、ゆくゆくはかかりつけ医でも紹介先がわからなくなるかもしれない。となると、専門医にたどり着くまでに時間がかかってしまうことになる。では、

この先、医者の専門性はどんどん細かくなっていくのでしょうか？

先生個人の意見としては、専門の細分化は今ぐらいが頂点で、あとは集約されていくのではないかと考えている。というのも、人工知能（ＡＩ）の登場で診断と治療にかんしてはかなりＡＩにたよれる部分が多くなると予想できるから。ある程度の専門家であればＡＩの力を借りて、その先の専門的な治療を行える時代がくるのではないかな。もしかしたらみんなが大人になるころには、病院の診察室にはお医者さんとＡＩの両方がすわっていて、患者さんの話を聞いてくれるかもしれないね。

ところで悠真くん、君はどうしてそんなにお医者さんのことに興味があるの？

悠真くん（少し涙目で）「お医者さんになりたいからさ…。」

【マジカルドクターからの答え】
医療の進歩と治療の専門性は日々研究されており、医学の知識は一か月に二倍に増えるといわれる。一人のお医者さんで全部の病気を診ることはできない。だから病気の種類や臓器ごとに専門の科がたくさんあるの。

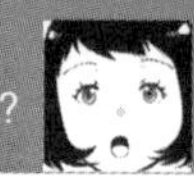

26. どうして病院の待ち時間は長いの？

★病院の待ち時間は1時間未満が7割

かぜをひいて病院に行って、すごく待たされた経験がある人もいると思う。30分くらいならがまんできるかもしれないけど、1時間、2時間となると待ってるだけで具合が悪くなりそう。2018年に★厚生労働省が発表した「平成29年受療行動調査の概況」には病院での待ち時間が記されている。約9万5千人へのアンケートでは、診察までの待ち時間は「15分未満」が26パーセントと一番多く、つぎに「15分～30分未満」が23パーセントとなっており、1時間未満の待ち時間の割合が7割（10人いたら7人ぐらい）だった。

澪ちゃん「患者さんのために少しでも早く診て薬を出してあげたほうがいいのに、どうして病院の待ち時間は長いの？」

まず、受付順で診察する病院の場合、朝からたくさんの患者さんが順番を待つことになります。診察室に入って患者さんの話を聞くだけで診断できる病気はすぐ終わるけど、そうでない場合は血液検査をしたり、★レントゲンを撮ったり、1人の診察に30分くらいかか

★厚生労働省：1章を見てね。
★レントゲン：1章を見てね。

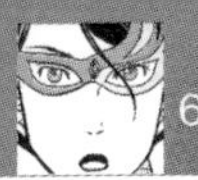

ることもある。もちろん、検査の合間に次の患者さんを診察するけど、単純計算で1人に診察時間が10分かかるとすると、6人診るだけで1時間もかかってしまうよね。大きな病院だと、★外来の患者さんだけでなく、入院患者も担当するし、入院の患者さんが急におなかが痛くなれば、その対応もしないといけない。いったん外来を止めて、おなかが痛い原因を調べる検査をして、お薬を出したり。すると、外来での待ち時間はまたのびてしまうよね。受付の予約を入れたとしても、こうやって診察時間はどんどん遅れてしまうんだ。

★実際の時間よりも長く感じる？

それとね、病院での待ち時間は「実際に待っている時間」以上に長く感じるものなんだ。たとえば、ディズニーランドやUSJの乗りものなど、友だちとポップコーンを食べながら1時間待つのはそんなに苦痛に感じないでしょ。

澪ちゃん「うん！　楽しいもの。ずっとわくわくしている。」

その理由はね、クリストファー・ラブロックという人が書いた『ラブロック&ウィルツのサービス・マーケティング』という本で紹介されている「時間にかんする10の原則」で説明できるかもしれない。

★外来：1章を見てね。

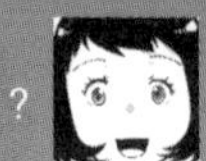

1. 無為（何もしないで）にすごす待ち時間はより長く感じる。
2. 事前・事後の待ち時間はより長く感じる。
3. 不安は待ち時間を長く感じさせる。
4. 不確定な待ち時間はより長く感じる。
5. 待つ理由のわからない待ち時間はより長く感じる。
6. 不公正さは待ち時間を長く感じさせる。
7. サービスの価値が高いほど、人は長く待つ。
8. ひとりで待つときは、待ち時間はより長く感じる。
9. 身体的に不快・苦痛な待ち時間はより長く感じる。
10. 不慣れなサービスを待つときの待ち時間はより長く感じる。

どう？　病院での待ち時間を考えた場合、1から5のほぼすべてが当てはまるよね。

もちろん病院関係者も待ち時間を短くすることに取り組んでいる。最近はスマホのアプリを使って、待ち時間を確認できるシステムを導入する★クリニックも増えてきたの。病院の中で待ちつづけるより、予約受付のあとは家で横になって自分がよばれる時間を待っていたほうが体は楽だし、時間も有効に使えるでしょ。少しずつだけど便利なほうへ変わ

★クリニック：1章を見てね。

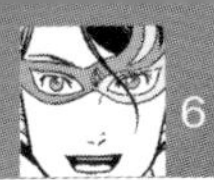

りつつある。

それでも、急に体調が悪くなってしまう人がいるのが病院。どうがんばっても多少の待ち時間は発生してしまう。前（25章）に説明した病院どうしの役割分担をすすめていくことが、待ち時間の短縮につながるかもしれない。だって大きな病院の待合室はたくさんの患者さんであふれているけど、その中の何割かはきっとかかりつけのお医者さん（かかりつけ医）でも治療できる病気だったりします。患者さんはそういうことがわからないので、最初から大きな病院に行ってしまう。でもそれはやむを得ないよね。とはいっても、かかりつけ医も治療できる病気を「大きな病院のほうが安心するから」という理由で患者さんを紹介してしまうのは、少しずつ減らしていったほうがいいと思うんだ。

【マジカルドクターからの答え】
病院の待ち時間は1時間未満がほとんど。でも病院での待ち時間は実際の待ち時間以上に長く感じるものなの。待ち時間確認用アプリや医療の分業化で待ち時間はもっと減らすことができる。

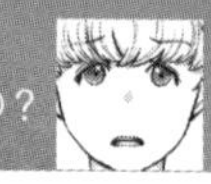

27．お医者さんは失敗しないの？

★**医療はフクザツ系。失敗に見えても失敗でないことも**

テレビの★有名な医療ドラマのセリフに「私、失敗しないので」があるよね。どんなにむずかしい手術でも可能性がゼロでないかぎり挑戦し、たとえピンチが訪れても最後は手術を成功させる。そんな絶対に失敗しない外科医はとてもかっこよく映る。逆に、自分が手術を受けるとき、「失敗する可能性があります」と医者にいわれたら、どう？

みんな「…（しずかに考えこむ）。」

こわくて手術を受けられないし、手術を担当してくれるお医者さんには100パーセント成功してもらいたいよね。さあ、次が大事なんだけど、

手術が成功したかどうかは、白黒をはっきりつけられるものではありません。

先生が専門とする皮ふ科の分野でも、がんが皮ふだけでなく、★リンパ節にも転移（が

★有名な医療ドラマ：テレビ朝日系のドラマ『ドクター X ～外科医・大門未知子～』のこと。
★リンパ節：15章を見てね。

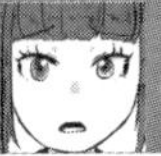

ん細胞が移動し、そこで増えること）することがあり、大がかりな手術をするけど、「手術でがんを全部取りきれました」と聞けば、手術は成功したように感じるかもしれない。逆に「手術でがんを全部取りきれませんでした」となれば、手術は失敗かな…？

みんな「…たぶん、失敗。」

じつは、この場合も手術は成功しているの。がんを取りきれなかった理由はいろいろあって、一つは「これ以上がんを切り取ると、体のほかの器官に大きな問題が起こってしまうため、手を出さなかった」ということも多い。たとえば、脇の下のリンパ節に転移したがんを手術で切り取る計画だったとします。いざ手術を始めてがんを確認すると、「リンパ節のまわりの筋肉にも転移してそうだ」ということがわかったりする。でも、その筋肉を切り取ってしまうと、手術後、患者さんの腕が上がらなくなるかもしれない。なので、その部分はあとで★放射線治療をすることにして、手術では安全な部分だけを取りのぞくとなるんだ。

では、がんの手術のあと、傷の部分に水がたまったり、そこからばい菌が入ってしまったら、治療は失敗だったといえるのだろうか？　これらは★合併症とよばれる症状で、ど

★放射線治療：X 線などいろいろな種類の放射線をがんに当てて治療する方法。放射線はがん細胞の遺伝子にダメージを与え、やっつけることができる。
★合併症：①ある病気が原因で生じる「別の病気」のこと、②手術や検査などのあと、それが原因で生じる「別の病気」のこと。この２つの意味をもつお医者さんの専門用語。

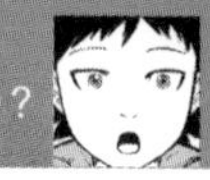

んなに完璧な手術をしたとしても、ある一定の確率で起きてしまうのね。なるべく合併症は起こさないように注意しても、人の体は何が起こるかわからないので、運悪く合併症が起きてしまうこともある。そのため、合併症が生じる（かもしれない）ような症状については、お医者さんが手術前に患者さんに説明しておくんだ。

★医療ミスを防ぐためにベストをつくす

このように手術という医療行為は、事前にありとあらゆることを想定するので、「失敗のように見えても失敗ではないし」「成功したように見えても成功してないこともある」ということがわかってもらえたかな？　その医療行為の結果（答え）は一つではない。人間という患者さんを相手にしているのだから、当然といえば当然といえる。

なら、明らかに失敗といえる医療行為はあるのかな…？　それは「手術で切ったらいけない血管を切ってしまう」など、十分な準備をしておけば防ぐことができたはずなのに起きてしまった医療ミスのことさ。手術はけっしてぶっつけ本番ではなくて、手術前にお医者さんは猛勉強して専門家どうしで相談するんだ。たとえば、「このがんのまわりには切ってしまうと大出血してしまう血管があるから注意しよう」とか、「ここの神経を切るとあとで麻痺がのこるから、最初に目印をつけておこう」とか、何度もシュミレーションしたあとに手術の本番を迎える。少しでも不安な要素があるままで手術することはなく、外科医も完璧に準備して手術を行う。なので、どの手術も失敗することはないといえる。

それでも、…人間は間違える生きものです。

手術を失敗しなくても、診断を間違えたり、★レントゲン写真のがんを見落としたり。そういう人間のミスに対処するために病院全体でシステムの改善に取り組んでいるところが多いんだ。一人でなく二人以上でダブルチェックしなくては先に進めないルールとか、ほんの小さなミスを拾い上げて対応する安全対策もしている。こういう取り組みは飛行機の安全確保を参考にしているんだ。医療も昔に比べてはるかに安全になってきているよ。

【マジカルドクターからの答え】
手術などの医療行為は患者さんの病気の状態に対処した結果だから、単純に成功とか失敗とかの判断がむずかしい。でも明らかな医療ミスを防ぐため医者どうしで何度も話し合い、手術の予行練習をする。なので、失敗はまず起こらない。

★レントゲン：1章を見てね。

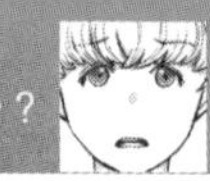

28. 血を見るのはこわくないですか？

★血が苦手なお医者さんもいる。解剖の授業こわいぞ〜

みんなの中にも注射をされて気分が悪くなったり、気をうしなってしまった人がいるんじゃないかな？

悠真くん「病気の弟も最初のころは注射でよく気をうしなっていた。お母さんは心配でいつもつきっきり。そんなとき、ぼくはひとりだったけど。」

血を見てたおれたり、気をうしなってしまうことを医学的には★迷走神経反射というのを覚えているかな？　迷走神経反射は命にかかわる状態ではないものの、気をうしなってたおれたときに頭をぶつけたりすると大変です。…そういえば、悠真くんは医者になりたかったんだよね。お医者さんになるために医学生になったあとでも、迷走神経反射を起こしてたおれてしまう人はいるよ。中でも一番多いのは★解剖の授業です。

ここからは血が苦手な人は迷走神経反射に気をつけて聞いてね。医学部に入ると亡く

★迷走神経反射：8章を見てね。
★解剖：生物の体を切り開いて、その構造を観察すること。大学の医学部では「検体」といってお亡くなりになった人のご遺体で実習する。

なった人のご遺体を使わせてもらう解剖の実習があります。解剖の実習はとても大切で、人の体の仕組みをきちんと学ぶためには必要な授業なの。とくに外科医を目指す人にとっては、手術で実際の患者さんにメスを入れる前に、体の内部を学ぶことができる貴重な機会になる。血を見ることに加えて、解剖の授業もあるけど、だいじょうぶかな？

悠真くん（顔が真っ青）「だ、だいじょうぶだよ。」

さすが医者のたまご、えらいね。先生は血を見てもこわくないタイプだけど、やっぱり解剖実習のときは毎回こわかったかな。医学部の先生や先輩からは、「ちゃんと勉強するように」といわれたけど、解剖の実習はずっと苦手だったよ。今、当時のことを思い出しながら話してるけど、今夜とか、先生…夜中にひとりでこわくなってしまうかも。

★血を見ない診療科もある

では、「血が苦手な人がお医者さんになったら、血に慣れるのか」という問題ですが、答えは「時間をかければだれでも慣れるけど、どれだけ時間がかかるかは人それぞれ」かな。じゃあ、「血が苦手な人はお医者さんになれないのか」といわれると、そんなことはありません。医者の仕事で血を見る時間はごくわずかだから。それにね、専門とする科に

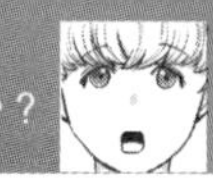

よっては血を見ないですむ科もある。たとえば、放射線科のお医者さんは★レントゲンや★CTで患者さんの病気の部分の画像をみて診断をする仕事だから、血を見ることはない。

それからお医者さんの仕事はとてもやりがいがあるし、血が苦手だからという理由で諦めてしまうのはもったいないと思う。「血がこわい」と思っている人もぜひ医師という仕事に興味をもってほしいなぁ。ところで、悠真くんはどうしてお医者さんになりたいの？

悠真くん「弟が難病だからさ。兄として治してあげたいと思うのは当然でしょ。」

…そうか。うん、そうかもしれないね。

【マジカルドクターからの答え】
血が苦手なお医者さんもいる。先生も解剖の授業とかこわかった（汗）。でも血を見ないですむ診療科もある。苦手意識を克服してお医者さんの仕事に興味をもってほしいなぁ。

★レントゲン：1章を見てね。
★CT：1章を見てね。

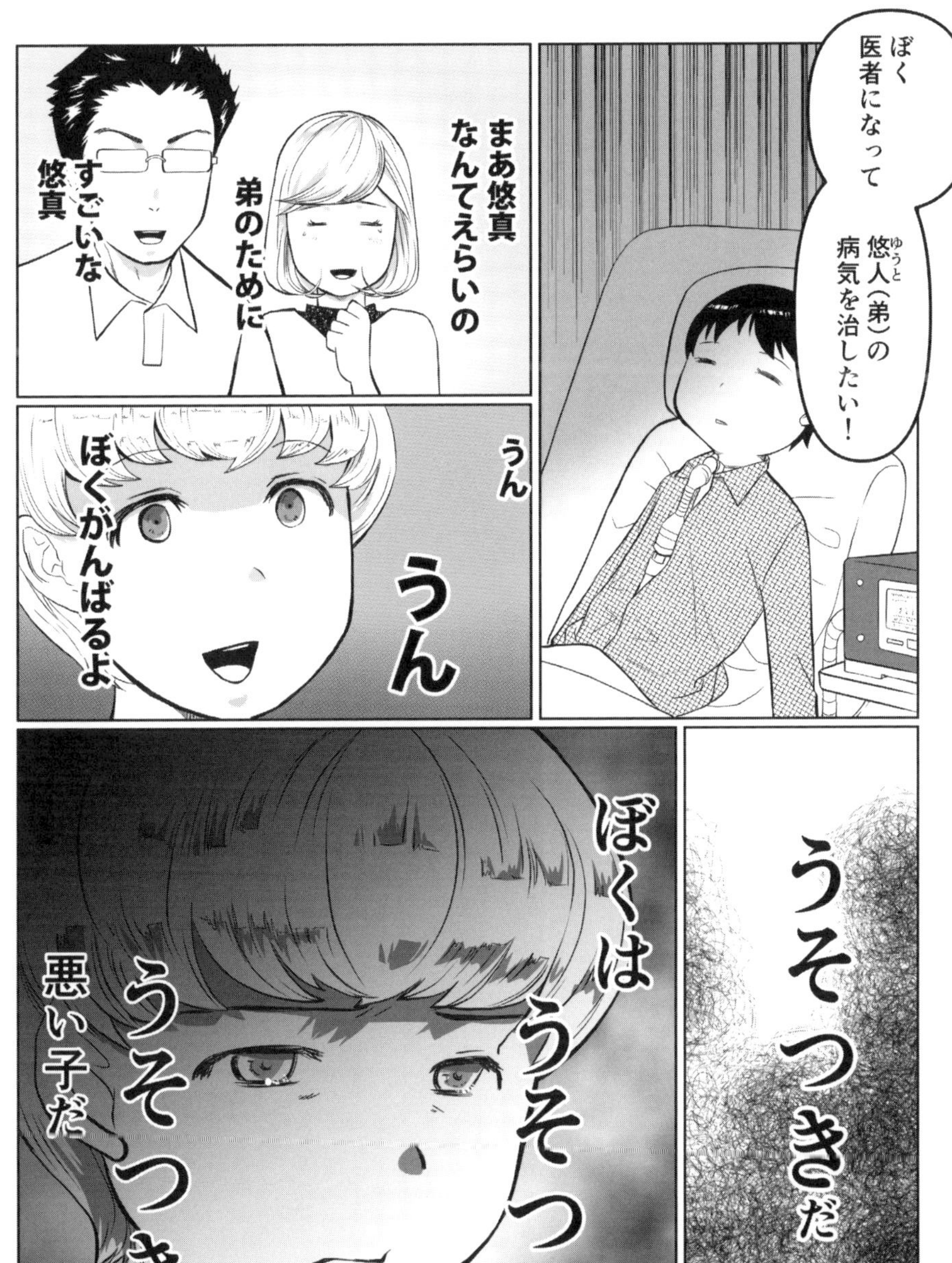
ぼく
医者になって
悠人(ゆうと)(弟)の
病気を治したい!
まあ悠真
なんてえらいの
弟のために
すごいな
悠真
うん
うん
ぼくがんばるよ
うそつきだ
ぼくは
うそつきだ
うそつきは
悪い子だ

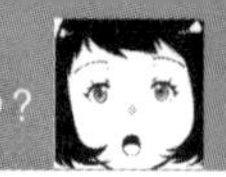

29. どうして白衣を着ているの？

★100年前のお医者さんは黒い服を着ていた

先生は小さいころ、ぜん息で病院によく通っていたため、お医者さんの白衣を見ると「かっこいいなぁ」と思っていました。今はお医者さんになって白衣を着る側になってていますが、私服より白衣を着ていたほうがかっこいいと思っている（笑）。かっこいいんだけど、ちょっとこわくも見えるのが白衣なんだ。小さなお子さんの中には、診察室に入って白衣姿の医者を見ただけで泣き出してしまう子もいるからね。つまり、お医者さんは、

「かっこよくみせる」「患者さんをこわがらせる」ために白衣を着ている

というのは冗談で、白衣にはちゃんと意味があります。じつは昔からお医者さんは白衣を着ていたわけではありません。19世紀の後半以降に白衣を着るようになったといわれ、今から100年ちょっと前のことなんだ。

では、その前はどんな服装だったかというと、なんと黒い服を着ていたそうです。黒は

フォーマルな色で、今でもお葬式や結婚式では黒のスーツを着るでしょ。それと同じで、患者さんの前に出るときは身なりを整えるという意味で、黒い服を着ていたそうだ。

★清潔のため、血などの汚れがわかるようにするため

お医者さんが白衣を着るようになったのには大きな理由がある。19世紀の中ごろ、ハンガリー出身の医師イグナッツ・フィリップ・ゼンメルワイス先生が感染症の予防に手洗いが重要であることを発見しました。かれは妊婦さんが出産のあとに高熱を出す産褥熱の原因を「手についた細菌である」と考え、消毒することで産褥熱の発生を劇的に改善させました。すごいよね。感染症の予防に有効な手洗いは、ゼンメルワイス先生が患者さんを診察する中で発見したものだったの。この発見もあり、かれは「感染制御の父」とよばれているよ。

それからしばらくたって、患者さんと接する医師の衣服は清潔であるべきだという考えから、汚れがわかりやすい白衣に変わったといわれています。その証拠に、1889年に画家のトマス・エイキンズが描いた大学病院における手術の様子の絵では、医者は白衣を着ている。

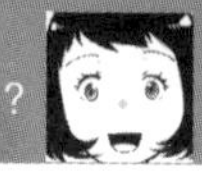

澪ちゃん「でも…先生の服装は、…ちょっと独特だけど。」

　えへん！　さて、現代の病院では白衣でない服装のお医者さんもいるぞ。スクラブとよばれる服は主に手術で着ることが多いが、若いお医者さんを中心に白衣の下にスクラブを着て診察にあたることもある。

　それと、白衣を着ずに診察するお医者さんもいるよ。白衣はどうしても患者さんに威圧感をあたえてしまうため、患者さんと同じ目線で話をしたいという想いからあえて白衣は着ないようにしているのさ。

澪ちゃん「それで…先生、…そんな恰好しているのね。」

　プッヒャ〜！（ズッコケ）。多くのお医者さんが今でも白衣を着ているのは、血液や体

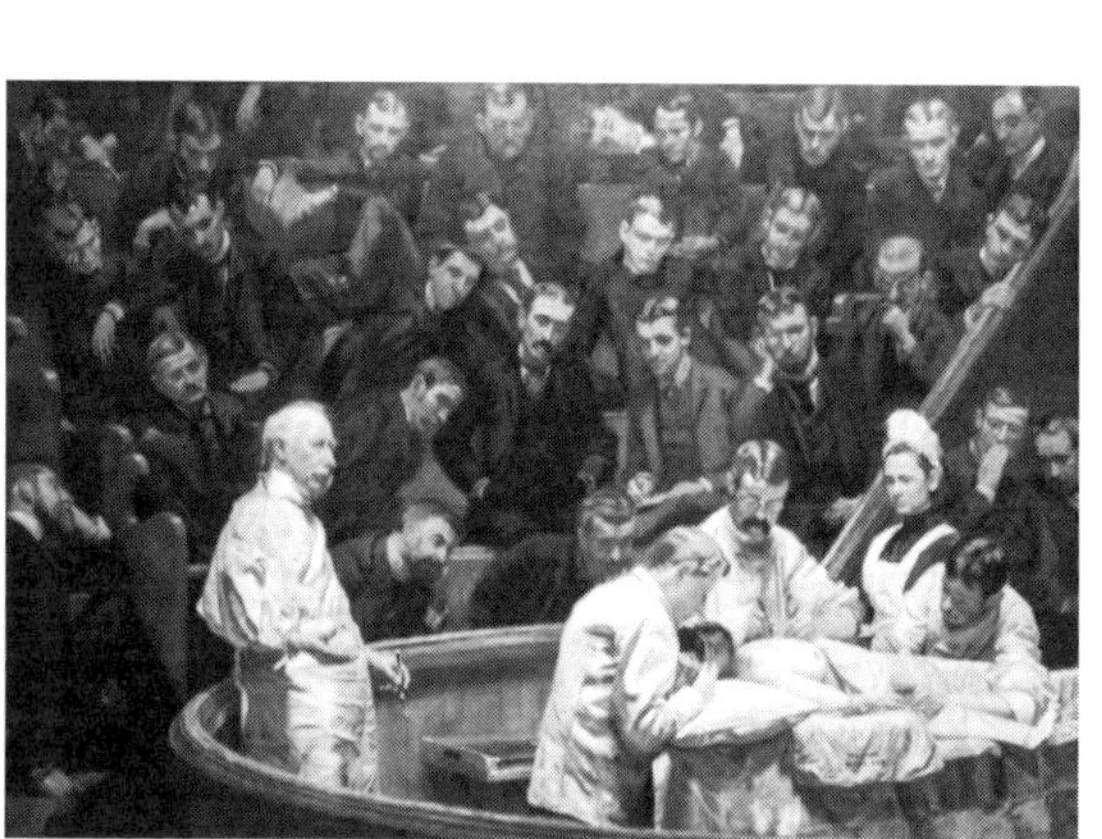

1890 年頃の大学病院の手術の様子。医者は白衣を着ている（トマス・エイキンズ作）。

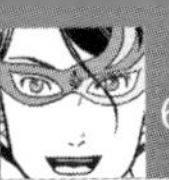

液がついたときにわかりやすく、すぐに着替えができるようにするためなの。患者さんの血がついたまま家に帰るわけにも行かないし…。

ちなみに、テレビドラマでよく見かける白衣を風になびかせてさっそうと歩く姿は衛生概念上よくないといわれておりまして、白衣を着るのであれば前のボタンをちゃんとしめることが大事です。先生はついかっこをつけて、白衣をなびかせて、病院のろう下を歩いてしまいますが、よい子はマネをしてはいけません（？）。

【マジカルドクターからの答え】
100年前のお医者さんは黒い服を着ていた。「感染制御の父」といわれるゼンメルワイス先生が感染症予防に手洗いの重要性を発見してから、お医者さんの服装は清潔が第一となった。血や体液などの汚れがすぐわかるように白い色の白衣を着ている。

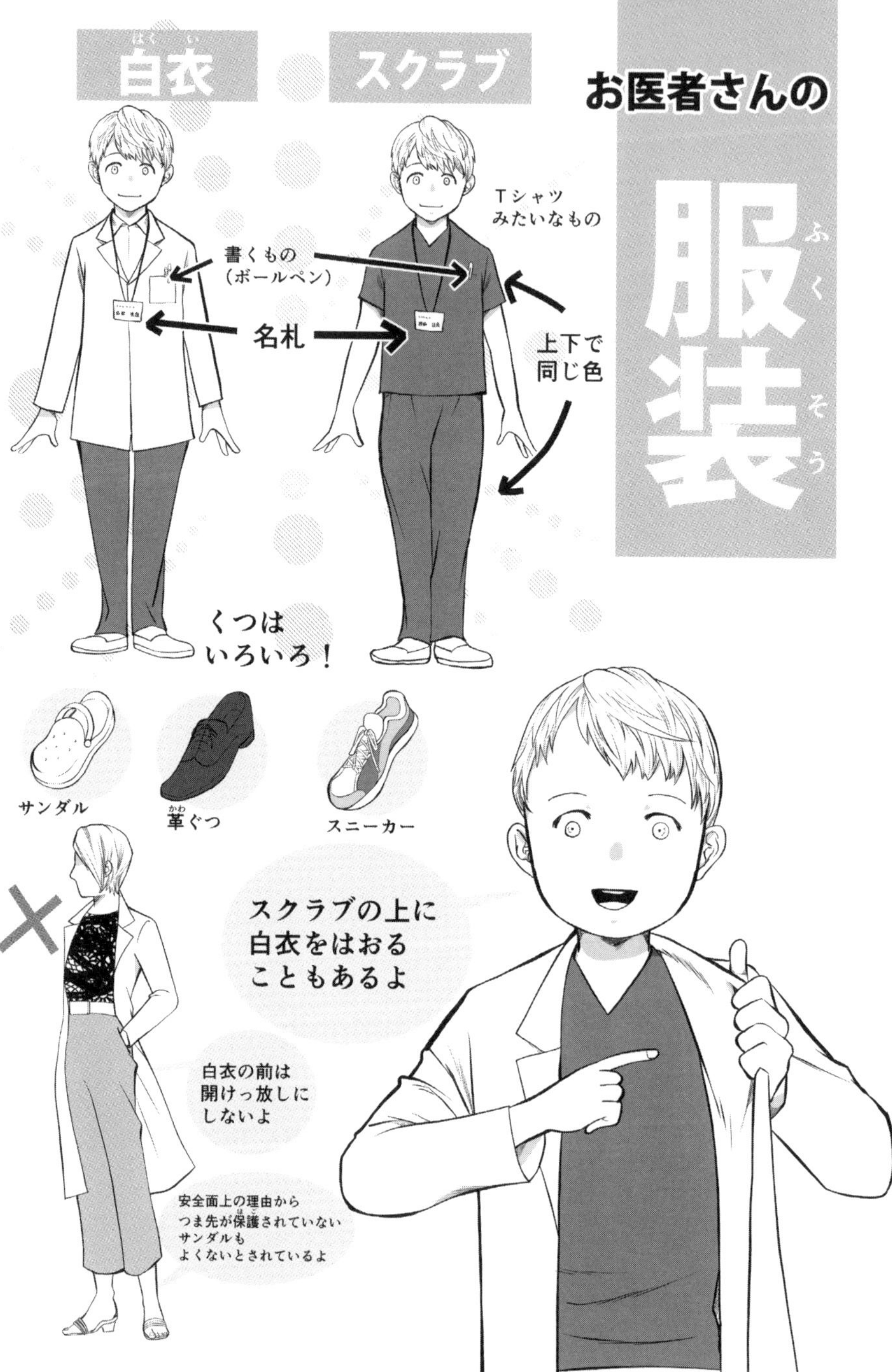
お医者さんの
服装
白衣
スクラブ
Tシャツ
みたいなもの
書くもの
（ボールペン）
名札
上下で
同じ色
くつは
いろいろ！
サンダル
革ぐつ
スニーカー
スクラブの上に
白衣をはおる
こともあるよ
白衣の前は
開けっ放しに
しないよ
安全面上の理由から
つま先が保護されていない
サンダルも
よくないとされているよ

30. 診察室にいないときは何をしているんですか？

★授業をしたり研究もする（大学病院の場合）

6時間目「病院や医療のお話」も最後になり、語りつくした感もあるけど、もう少しだけ。お医者さんの仕事は、診察室で患者さんを診るだけではありません。大きな病院であれば、入院している患者さんの治療もするし、外科の医師は手術もします。クリニックの医師は病院経営もしているというお話はすでにしたよね（1章）。

今日はあまりみんなに知られていない大学病院のお医者さんのお話をしたいと思います。大学病院の医者は、患者さんを治療するだけでなく、医学部の学生に授業をします。そのほかの大事な仕事が研究。病気の原因を解明したり、新しい薬を開発したりもします。

★新しい薬の研究、がんばったぞ！

さて、11章でも話したけど、先生は薬の開発の専門家でもあるんだ。かれこれ十年くら

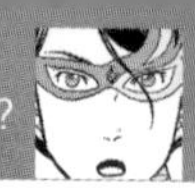

い★アトピー性皮ふ炎の新しい薬の研究に取り組んできた。実験というのは「99パーセントくらいは失敗に終わる」のがふつうだけど、でもここではうまくいった1パーセントの経験を紹介しよう。

アトピーの原因にカサカサ肌があるというのはお話ししたよね（17章）。ちょっとむずかしい話になるけど、カサカサ肌、つまりドライスキン（乾燥肌）の原因として、皮ふに存在するフィラグリンというたんぱく質が重要だということが21世紀になってわかりました。フィラグリンというのは、皮ふの垢となる成分で、

フィラグリンがあるから肌がしっとりします。

アトピーの患者さんはこのフィラグリンが減っているので、肌がカサカサしてしまうんだ。「じゃあフィラグリンを増やすお薬をつくろう」と先生が研究を始めたのが、2010年のこと。研究って一人でやるイメージがあるかもしれないけど、そんなことはなくてチームで取り組むものなの。そのときは先生が研究を中心にやる人で、サポートで実験してくれる人が何人かいて、司令塔となるえらい師匠の先生（先生の先生のことだよ。つまり先生のことをさらに専門的に教えみちびいてくれる先生）がいるチームでした。

★アトピー性皮ふ炎：17章を見てね。

まず、試験管の中で皮ふの細胞を増やして、ここに千個以上の化合物（物質）をふりかけてフィラグリンが増えるかどうかを調べる。千個と聞くとすごい数に思うかもしれないね。でもお薬をつくる製薬会社ではもっと多くて何万個も調べるんだよ。

その千個の中から一個だけ目的の物質を大発見！

となればいいけど、実際はそう簡単ではありません。その実験ではフィラグリンを少し増やすだけのものを含めると20個以上見つかったの。うれしかったけど、20個もあるなんて、「が〜ん」だよね。

麻耶ちゃん「20個全部を薬にしちゃえばいいんじゃないの。」

と思うよね。でも一個の化合物を調べるにはものすごい時間とお金と手間がかかるんだ。何年もかけて検証しても、アトピーのカサカサ肌は治せなかったなんてこともある。試験管の実験の次は、ネズミを使った動物実験、そのあとは人が参加する★治験に進むわけだけど、これって何億円、何十億円というお金がかかる作業なの。だから、できるかぎり物質の候補はしぼらないといけません。

★治験：臨床試験のこと。11章を見てね。

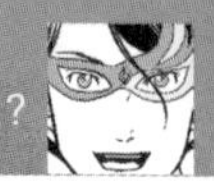

で、先生は20個以上の物質がならんだ表を見て頭をかかえてしまった。

・この中からどれを選べばよいのだろう？

・もしかしたら当たりはないかもしれない。

化合物の構造やこれまでの論文を調べて、ヒントはないかと必死にさがしたんだ。師匠の先生が声をかけてくれたのは、データが出てから一週間くらいあとだった。「候補となる化合物の表を見せてください。」といわれたので、先生は一覧表をわたしました。師匠の先生は表を見ながら、パソコンでかちゃかちゃと何やら調べものを始めました。10分、20分が経過したころだったかな。

「先生、この物質ですすめましょう。」

「はい」とだけ答え、次のステップの実験にすすめることができた。２０２０年、そのときの研究が発展し、アトピーの新薬が病院で使われるようになった。発見した化合物をもとに、さらに研究をすすめて改良を重ね、ついにお薬ができたのです！

麻耶ちゃん「ありがとう。あのお薬、先生がつくってくれたのね。」

どういたしまして…（にっこり）。自分が開発にかかわったお薬で患者さんのアトピーがよくなる様子を見るのはとてもうれしい。研究は時間も労力もかかる大変な仕事だけど、一つの大きな発見でたくさんの患者さんの病気を治すことができるのは研究だけともいえる。

悠真くん（うつむいて）「お医者さんになれるかな…。ぼくにそんな研究ができるだろうか…。」

できるさ。弟さんの難病を治したいという気持ちがあればだいじょうぶ。先生は運よく研究で患者さんの役に立つことができた。ただ、最初にいったようにこれは1パーセントもない話で何度失敗してもくじけずに、目標に向かって走った人にだけ、そのチャンスは訪れるのかもしれない。

後日、みごとに当たりの化合物を指さした師匠の先生に「あのときはどうしてわかった

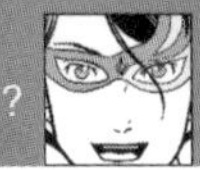

んですか?」と聞いてみた。師匠はニヤリとだけして、また別の会話を始めたの。マジカルドクターの師匠は、本物のマジカルドクターかもしれない。

悠真くん「…（なぜかうじうじとしている）。」

【マジカルドクターからの答え】

大学病院のお医者さんの場合、医学生を教えたり研究したりするよ。ふだん先生は大学病院にいるから患者さんの診察以外に、お薬の研究に打ちこんでいる。そして新しい薬をつくることができた。目標があれば、治療以外にもできることがたくさんある。

★★★★ ホームルーム ★★★★

お医者さんも ひとりの人間なんだ

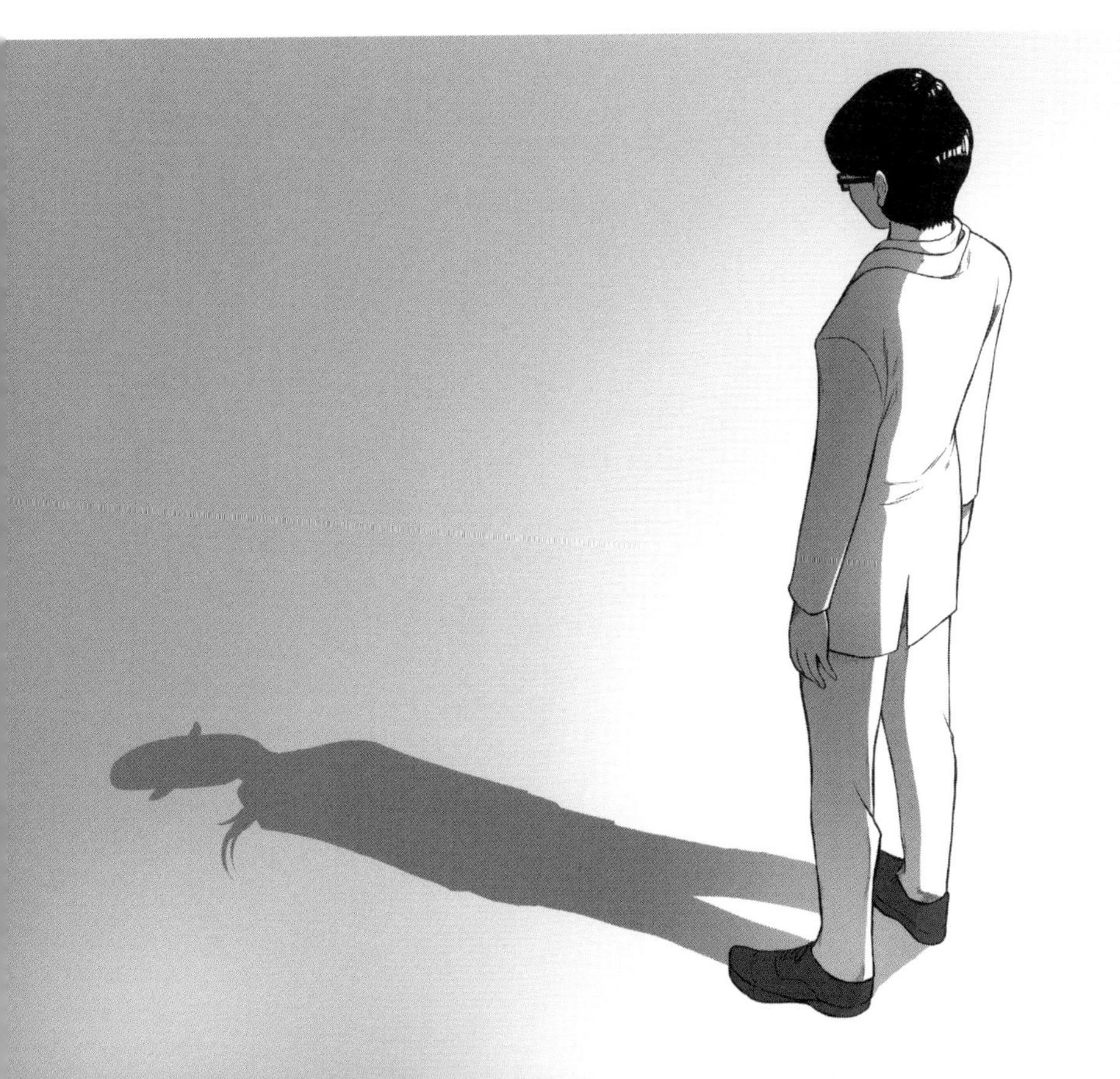

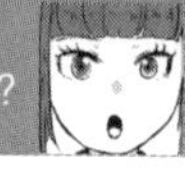

31．お医者さんの仕事は楽しいですか？

★「楽しい」。生まれ変わっても医者になるよ

さて、すべての授業は終わった。みんなよくがんばったね。ホームルームの時間だけど、君たちからいくつか質問をもらったので、それに答えよう。まず「お医者さんの仕事は楽しいですか？」と聞かれたら、胸をはって「はい、楽しい」と答えます。先生は生まれ変わってもまたお医者さんになりたい。それくらい医者の仕事っていいなぁと思っている。

とはいっても、医者は人の命を預かるわけだから責任はとても重大。すべての患者さんの治療がうまくいくわけではないので、無力さを感じることもある。それでも人の役に立てるよろこびは「楽しい」という言葉ではいいあらわせないほど大きい。そして患者さんが病気のせいで苦労していた問題点を乗りこえることができたときもよろこびを感じる。

★「死ぬ覚悟で来た」ある患者さんの話

先生の専門はアトピー性皮ふ炎。アトピーは間違った治療法が世の中に多く出まわっており、そういう情報にふりまわされて苦しい思いをする患者さんはたくさんいるの。アト

ピーの治療に使うステロイドは、誤解の多いお薬だったよね（17章）。科学的根拠（エビデンス）がない情報を信じてしまい、ステロイドをまったく使わない治療、いわゆる「脱ステロイド（脱ステ）」を行う患者さんもいます。

ある日、先生の外来に脱ステをしていた患者さんが受診しました。矢田さん（仮名）という三十代後半の小柄な女性。厳格そうなお父さんと一緒に診察室に入ってきました。かの女は初対面の先生にはっきりとした口調でこういいました。

「死ぬ覚悟で来ました。」

話を聞くと、小さいころからアトピーがひどくステロイドを使った★標準治療ではうまくいかなかった経験があるとのこと。父親の転勤に合わせて新しく通い始めた皮ふ科の医師から「アトピーは治りません」といわれてから医療不信になり、その後、インターネットで見つけた脱ステの病院で治療を受けるようになったという。

脱ステをふくめた科学的に根拠のない★民間療法だけを行ってしまう患者さんの多くは、矢田さんのように医療不信がきっかけだったりします。「お医者さんにどなられた」とか、「ひどいことをいわれた」など一部の心ない医師の態度が原因で標準治療からはな

★標準治療：14章や23章を見てね。「業間休み」も読みなおそう。
★民間療法：4章を見てね。

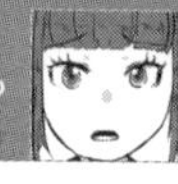

れてしまうことがあるんだね。なので、脱ステの患者さんのことを医者が責めるのは間違っていると先生は考える。

矢田さんは脱ステを選んだものの、その後の治療はけっして順調ではなかった。ステロイドでおさえこんでいたアトピーは一気に悪化し、入院生活を送ることになった。全身の湿疹から汁があふれ、ガーゼでぐるぐる巻きになった体は少しでも動かすと痛く、一週間ほど高熱がつづいた。最悪の状態をなんとかぬけだしたけど、退院後もアトピーはひどい悪化と小康状態をくり返し、家の外には一歩も出られない状態となってしまったの。

麻耶ちゃん「（耳をおさえて）もう聞きたくない。やめて。」

ごめんね。でも矢田さんのお話はどうしてもみんなにも知ってほしいんだ。もう少しだけつづけさせてくれるかな…。矢田さんの状態が悪化しているあいだ、脱ステを指導した医師はこんな説明をしたそうだ。

・今こんなにひどくなっているのは、ステロイドを使ったせいだ。

・ステロイドは一回でも使えば体が一生忘れることはなく、やめればリバウンド

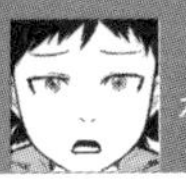

（元にもどってしまうこと）を起こす。

・まずは体の中のステロイドを出しきることが大事だ。

わらにもすがる思いで脱ステを始めたかの女は、その医師の言葉を信じ、ステロイド治療を行ったこれまでの皮ふ科の医師を心からうらんでしまったの。

翔くん「矢田さんがかわいそう。あんまりだよ。」

ここで説明しておくけど、矢田さんのアトピーがここまで悪化したのはステロイドのせいではありません。治療をしなくなったせいで、本来のひどいアトピーの症状がぶり返しただけ。また「一回でもステロイドを使えば、体が覚えている」というのは医学的にウソです。体の中にステロイドがたまることもないし、脱ステのつらい状態はけっしてステロイドのせいではない！　脱ステで身も心もボロボロになった状態の患者さんやそのご家族に、このような言葉で呪いをかけるのは、

洗脳であり、カルト（狂信的な宗教）と同じです。

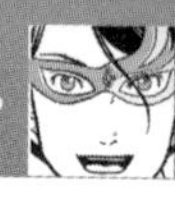

それから矢田さんは十年間引きこもり生活を送ることになります。アトピーもよくならず、社会生活もできなくなり、死ぬことばかり考えるようになっていた。「いつ死のう」とばかり考えていたある日、先生の本である★『アトピーの治し方』と出会ったという。

★「生きていく」ことを手助けする仕事

矢田さんのお父さんは娘の状態をずっと心配していた。お父さんもつらかったと思う。アトピーの悪化だけでなく、娘の精神状態が最悪であることも気づいていた。そんなとき、たまたま本屋さんで見かけた先生の本を立ち読みし、最後の望みとして買われたという。

「死ぬ覚悟で来ました。」

という矢田さんの言葉は、先生の治療でうまくいかなかったら死ぬつもりだという意味であり、あんなにも憎んでいたステロイドをもう一度使う恐怖をあらわした言葉でもあったと思うのです。

だから先生はあらためて矢田さんに対して、正しいステロイドの使い方を教えました。つまり、ステロイドをこわがらずに十分な量を塗る。そして湿疹が治まったと思っても、すぐに外用療法（塗り薬のこと）をやめず、週二回は継続して、皮ふの下のほうの炎症を

★『アトピーの治し方』：大塚篤司医師（著）『世界最高のエビデンスでやさしく伝える 最新医学で一番正しい アトピーの治し方』、ダイヤモンド社、2020年刊行。

しっかりとるように説明したの。すると、矢田さんのアトピーはみるみるよくなり、なんと半年後には社会復帰ができたのです。

麻耶ちゃん「（涙ぐんで）すごい、すごい。よかった…。」

ある日診察室で、矢田さんのお父さんは目をうるませながらこういわれた。

「娘を助けてくれてありがとうございました。」

力強くまっすぐ前を見つめる矢田さんの表情を見て、先生はもうだいじょうぶと思った。「この人は生きていける」と。あらためて医者になってよかったと思った瞬間でした。

【マジカルドクターからの答え】

医師の仕事は「楽しい」という言葉ではあらわせないほどやりがいがある。病気によって苦しい思いをしていた患者さんの生活がよくなっていく手助けができることは、本当にすばらしいことだよ。

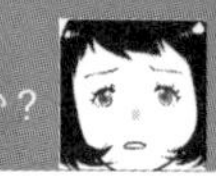

32. お医者さんも泣きますか？

★治療が成功したとき、そうでなかったとき

先生は、これまで患者さんの前で泣いたことはありません。もともとひと前で泣く人間でもありません。だからといってまったく泣かないかというと、そんなことはなく、『となりのトトロ』を見ると、毎回同じ場面で泣いてしまうのね。メイちゃんが迷子になったあと、池に子どものサンダルが浮いているのをおばあちゃんが勘違いして、メイちゃんが溺れてしまったんじゃないかと心配し、無事を祈っているシーン。自転車のかた足乗りで大急ぎで帰ってきたサツキちゃんが赤いサンダルを見て、「メイのじゃない」といったとき、おばあちゃんが座りこんでしまうところで毎回泣いてしまう。今もそのシーンを思い出すだけでウルウルするくらい（涙）。

澪ちゃん「わたしも、死んでしまったのかと思って。でも死んでいなくて、ほっとして。」

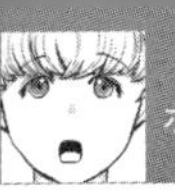

なんでこのシーンで毎回泣いてしまうのかというと、命にかかわる場面だから。そして安心して座りこんでしまうおばあちゃんと、患者さんの家族の姿が重なってしまうから。お医者さんをしていると、治療がうまくいって感動してウルウルすることもあれば、治療がうまくいかずに悲しい気持ちになることもある。

悠真くん「ぼくは泣かない。医者になるって使命感があるし。それに病気を治せるお医者さんになれたら、きっと笑顔でぼくのことをみてくれる人がいるから。」

…そうか。ちょっと、先生が医者になりたてのころのお話をしてもいいかな…。

★効果のない抗がん剤を使う・使わない？

その人は菊池さん（仮名）といって、40代の女性。ほくろのがんといわれる悪性黒色腫（メラノーマ）が口の中にできた患者さんでした。日本では足の裏にできるメラノーマが有名だよね。しかし、ほくろが全身にできるように、メラノーマも皮ふであれば体中のどこにでもできるし、口の中にもできてしまう。

菊池さんのメラノーマは口の中の見えづらいところにできたがんだった。できものに気

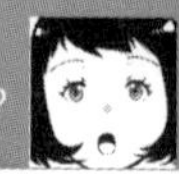

づいてメラノーマと診断され、検査をすすめた段階で、すでにがん細胞は内臓にまで転移（がん細胞が移動し、そこで増えること）していた。

2018年、本庶佑博士らが発見したPD-1分子を標的としたがん免疫療法が★ノーベル賞を受賞した話は覚えてるよね（23章）。現在、がん免疫療法はメラノーマをはじめとする多くのがん治療で効果をあげている。しかし、がん免疫療法が登場する前は、メラノーマの治療の選択肢はほとんどなかった。だから先生たちが菊池さんを受けもっていたころは、ダカルバジンという抗がん剤（がんが増えるのをおさえたり、やっつけてくれる薬）がメラノーマの治療に使えるただ一つの薬だったの。

でもね、メラノーマには抗がん剤がほとんど効かないというのが、メラノーマ治療を専門としていた当時の先輩医師の意見だったし、先生も「効かないのに抗がん剤を使う意味があるのか、患者さんの苦しみを増やすだけではないのか」と、ずっと疑問に思っていた。

澪ちゃん「お母さんも抗がん剤とかよくないっていっていた。お姉ちゃんのときもすごい怒っていた。」

★ノーベル賞：23章を見てね。
★標準治療：14章や23章を見てね。「業間休み」も読みなおそう。

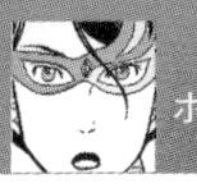

たしかに「抗がん剤を使ってはいけない」という過激なキャッチコピー（人の注意をひく宣伝言葉）で現代医療を批判する医者もいる。先生は★標準治療を行うことが患者さんにとって一番メリットが大きいと考えているけど、医者が効かないとわかっているのに使いつづける抗がん剤というのは、当時はまだあって、★緩和ケアの大切さも十分に広まってない時代だったんだよね。

★百点という正解のない医療現場では泣けないのかも

先生たちの医療チームは、★副作用が大きく効果のとぼしい抗がん剤を菊池さんにつづけるより、穏やかにすごす時間をより長くもってもらったほうがよいと考えた。そのため抗がん剤を使った治療を終わりにし、★ホスピスへの転院に向けて準備をすすめた。

体調の悪い菊池さんのホスピスへの移動は、先生と先輩医師の二人がつきそうことになり、転院先の緩和ケア医に紹介状をわたし、これまでの経過を説明した。そのあいだ菊池さんは車いすでしずかに待っている感じだった。

緩和ケア医の先生は説明を聞き終え、ゆっくり菊池さんのほうへと歩いた。そして車い

★緩和ケア：病気の進行で体が弱まり、命の時間がかぎられているとき、患者さんや家族ののこりの時間を大切に考え、痛みをやわらげたり、心の苦しみを聞いてあげたりすること。
★副作用：11章を見てね。
★ホスピス：患者さんの最後の時間を大切にし、緩和ケアなどを行う施設のこと。

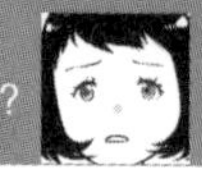

すに座るかの女の手を両手でしっかりつつみこみ、落ちついたやさしい声で聞いた。「体調はいかがですか？」、それまで穏やかそうにしていた菊池さんは、その言葉に顔をゆがめ、

「私はまだ治療がしたい。」

と嗚咽まじりに泣きだしてしまったの。このとき、菊池さんはだれの目からみても抗がん剤を使うことができないくらい体が弱っていた。緩和ケア医が手をにぎったまましずかにうなずいたのを覚えている。その涙とは裏腹に、病室の窓の外は雲ひとつない晴れた青空が広がっていた。

重い足どりでホスピスから帰るあいだ、先生も先輩医師もほとんど会話はなく、菊池さんが最後に発した言葉についてずっと考えていたんだ。

「最後まで抗がん剤を使いつづけたほうがよかったのかな。」

先輩医師はひとりごとのようにつぶやいた。先生たちが見ていた菊池さんの未来は、抗がん剤の副作用で苦しむ患者さんの姿だったから。二人の医師が望んだ世界は、穏やかに

ホスピスですごす菊池さんの姿でもあった。とにかくかの女(じょ)に後悔(こうかい)だけはさせたくなかった。

その後、菊池さんが亡(な)くなったとの連絡(れんらく)がとどいたとき、先生は泣くことができなかった。自分のふがいなさと無力感(むりょくかん)に涙はこぼれなかった。

いまだに何が正解(せいかい)だったのかわかりません。ただ、今もこうやって菊池さんのことを考えつづけているのは、あのとき泣かなかったからかもしれません。

【マジカルドクターからの答え】

治療(ちりょう)が成功(せいこう)したときも、そうでないときも、医師(いし)として心がゆさぶられる。お医者さんの仕事に百点という正解(せいかい)はない。泣(な)くこともできるけど、泣かないでその患者(かんじゃ)さんのことを想いつづけることのほうが多い。

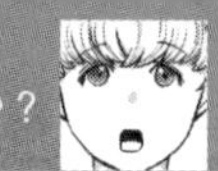

33. どうしてお医者さんになったんですか？

★父親の大ケガとかの女の病気がきっかけ

先生は小さいころ、小児ぜん息だったという話はしたよね（19章）。物心ついたときから、ぜん息で、しょっちゅう発作を起こしては病院につれて行ってもらっていたから、お医者さんは身近な存在でした。親や親戚が医者だったとか、そういう理由ではなくて、お医者さんって「かっこいいなぁ」とずっと思っていたの。で、高校を卒業後二年間猛勉強して、大学の医学部に受かることができました。

でも、お医者さんになることだけが子どものころからの夢ではなく、ほかにもたくさんなりたい職業があった。たとえば、お笑い芸人。小学校6年生のときにダウンタウンの漫才をテレビで見て、息ができなくなるほど笑って泣いて、みんなを笑わす仕事をしたいと思ってね。これは早い段階で自分に才能がないことに気づいてあきらめました。今でも、人を笑わすことがすきだから、ときどきスベりながらもギャグを連発しているぞ（マジカル・ギャグ！）。

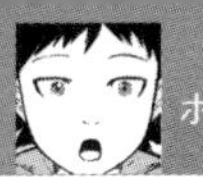

本気でお医者さんになろうと決めたのは、高校3年生のときに父親が大ケガしたのがきっかけ。いつも元気だった父親がベッドで痛みに顔をゆがめている姿を見て、医者になろうと決意したんだ。悠真くんと一緒だね。大事な家族が病気で苦しんでいるのを見て、「なんとかしなくちゃ」となったわけ。

悠真くん「う、うん…。」

また同じころ、はじめてできたかの女が大きな病気にかかえていたことも、今の自分の診療姿勢に影響をあたえているかな。とびっきりの美人だった。

翔くん「え～！　まじかよ。」

まじなの。かの女が病気になったのは、高校に入ってしばらくたってのこと。学年じゅうの男子のだれもが知る美人で、まさに高嶺の花でした。けどね、そのころの先生は勉強がぜんぜん面白くなくて、高校時代はテストの成績もいまいちだったから学校もサボりがちになり、しだいにゲームセンターに入りびたるようになっていたんだ。やがて人づきあいも

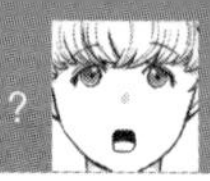

イヤになり、友だちとの距離もでき、一人で家にこもって本を読む時間が増えていったの。

だけど心機一転、父親の大ケガで心を入れかえ、猛勉強を開始。でもずっと勉強をサボっていたツケは大きく、高校3年生で初めて受けた模擬試験（入学テストなどの前に受験者の能力を調べる予行試験）の偏差値（テストの平均点から自分がどのくらいの位置にいるかを示す数値。平均は50）が30というさんざんな結果でした。

★「こまっている人を治したい」にはウソがあるかも

それでも「人の役に立つお医者さんになりたい」と思い、先生は血をはくほどに勉強した。毎日12時間以上は机に向かっていたと思うよ。問題集をここまで終わらせると決めたら、どんなにおそくなってもやりとげる。ときにねむ気と戦うため、手に針をさして勉強しました。みんなは「手に針」、マネしちゃダメだよ。

学校にも少しずつ通うようになり、病気から復帰したとびっきり美人のかの女ともなかよくなっていった。でも残念ながら、医学部受験は失敗、浪人することが決まってしまったの。落ちこんで迎えた卒業式の夜、かの女から電話がかかってきた。

「話があるの。ずっとすきでした。」

とび上がってよろこんじゃった。ついさっきまで浪人生活を考えて暗くなっていた世界がパッと明るくなった。ところがかの女の次のひと言で一気に暗闇の中へ…。

「でも、つきあえない。」

話を聞いてみると、かの女の病気はまだ治ったわけではなく、今も闘病中とのこと。これから浪人生となり受験に備える先生にきっと迷わくをかけるだろうからつきあえないと。医者を志していた自分がそこで引き下がるわけにはいかないから、

かの女の病気はぼくが治す。

と、がぜん勉強にやる気がでたわけね。浪人生になってこれまで以上に勉強し、模試の成績はぐんぐんのびた。おそくまで予備校の自習室で勉強した帰り道は、必ず駅前の神社に立ちより、「かの女の病気が治りますように」と、何もできなかったあのころの先生はただ祈るしかなかった。

ところが、かの女との楽しいはずのおつきあいはなかなかうまくいかなかった。浪人生なのでデートがほとんどできないのはしょうがないとして、電話をしてもつながらないこ

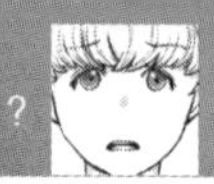

とが多くなり、だんだんかの女を責めるようになっていった。「ごめん、緊急入院していたの」というかの女に対して、「心配なんだからちゃんと連絡して」と次第に言葉も強くなっていったのを覚えている。そして数か月もたたないうちに、かの女との連絡はすっかり途絶えてしまった。

一年ほどたったある日、たまたま先生はアフリカで活動している日本人医師の新聞記事を目にした。その医師は「こまっている人のために医療をしたい」と思い、日本でのキャリアをなげうってアフリカに向かった。ところが、その医師は思いもかけず壁にぶつかることになったという。アフリカの人たちにまったく受け入れてもらえなかった。でも、しばらくしてその医師はあることに気がついた。

「何かをしてあげているという自分の気持ちは傲慢なんじゃないか」と。

すると不思議なことに、そのことに気づいてからというもの、アフリカの人々に仲間として受け入れてもらえるようになったという。

悠真くん「（なぜか、涙ぐんでいる）…。」

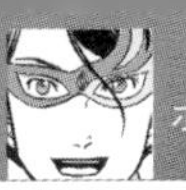

この記事を読んで、先生はかの女にもまったく同じことをしていたことに気づいた。「かの女のためにこんなにも心配しているのに」「がんばってはげましているのに」「やってあげてるのに」という気持ちばかりで、かの女の気持ちのことは何も考えていなかったんだ。すぐに連絡を取り、入院中のかの女のもとに謝りに行ったの。そしてアフリカへ行った日本人医師の話をし、自分が気づいたことをつたえた。すべてを話し終え、かの女はニッコリしてくれた。

かの女はやっと心をひらいてくれるようになりました。友人として。

先生は今でも「人の命を救いたい」と強く思う。みんなもだれかの役に立つ仕事がしたいと思っているかもしれない。でも、このことだけは覚えといてね。「やってあげている」と思うのはひとりよがりの思いあがった気持ちなの。少しむずかしいかもしれないけど、いつか君たちもそのことに気づく日がくることを信じています。

悠真くん「(泣き出す)先生、ごめんなさい。ぼく…ウソをついてた。弟の病気を治したいとは思うけど、本当はそうじゃないんだ。弟の病気を治したいからお医者さんになるといえば、お母さんやお父さんがふり向いてくれると思ったんだよ。

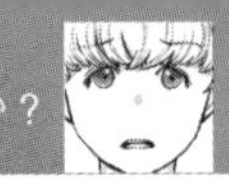

「ぼくのほうをもっと見てくれると思ったんだよ！」

いいんだよ。さみしかったんだよね。自分の心にウソをつかないことのほうがずっと大事だと先生は思う。その気持ちに気づいたことは、とても勇気のいることだよ。そして弟くんのことも心配なんだよね。でも自分の気持ちも大事にしなくてはいけない。もしお医者さんになりたい、とまだ思ってくれるのなら、その気持ちを認めることから始めないかい？　そこがきっと、悠真くんのスタートライン、そう思うんだよね。

【マジカルドクターからの答え】
父親が大ケガをして治してあげたいと思ったから。そして大すきなかの女の病気も治してあげたかったから。でも「やってあげている」という気持ちには、相手のことを本当に思いやる気持ちが少ないのかもしれない。そのことに気づくことから、お医者さんの道が始まったといえる。

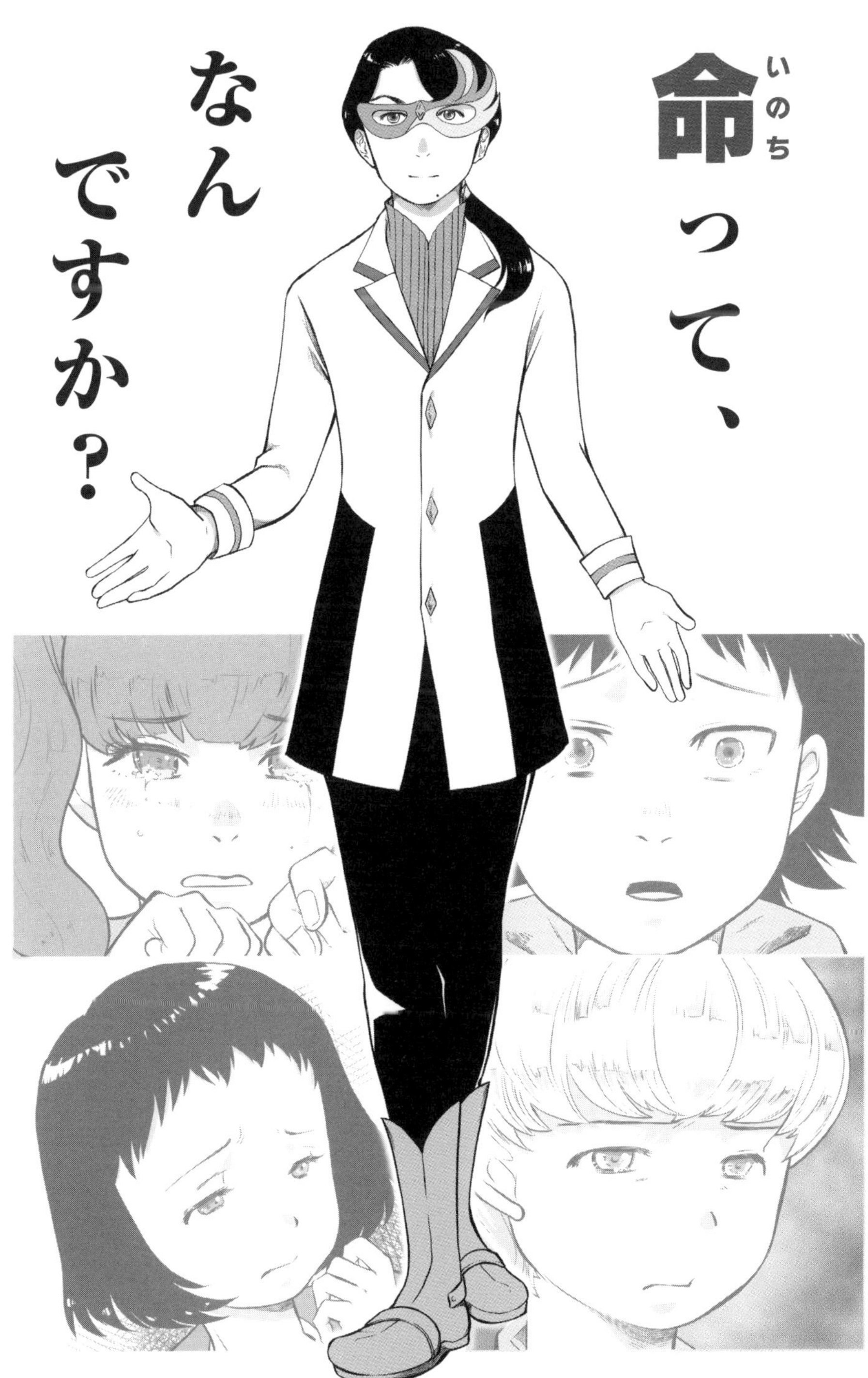
命って、
なんですか？

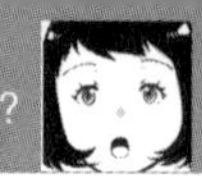

34. 命って、なんですか？

★自分だけの命なのか…

ホームルームも終わり、あとは家に帰るだけだね。マジカルドクターの授業はどうだった？　そうそう、学校が終わっても「宿題」がある。みんなきらいだよね。でも学校で教わったことをもう一度おさらいすると、もっと授業の意味がわかるようになる。あ、そういえば、先生も澪ちゃんからさっき質問をもらってたっけ。これは先生の宿題になるね。

澪ちゃん「命って、なんですか？」

澪ちゃんのお姉さんは、数年前にお亡くなりになっていたんだよね。とてもつらい質問だと思う。先生なりに時間をかけて考えてみたことを少しだけお話していいかな。

澪ちゃん「お願いします。」

世の中には、病気になって少しずつ具合が悪くなり亡くなる人もいれば、事故などである日とつぜんいなくなってしまう人もいます。先生も病院でがんの患者さんをたくさん診

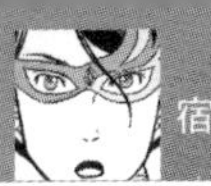

ているけど、抗がん剤が効かずに亡くなってしまう患者さんを経験して、「命って、なんだろう？」と考えることがある。

話は変わるけど、みんなは仮面ライダーなどの戦隊モノやプリキュアのようなアニメを見る？　まさに今夢中になっている人もいれば、なんとなく卒業してしまった人もいるかもしれないね。先生も小さいころは、仮面ライダーやウルトラマンが大好きでよく見ていた。ただ、小学校の4年生くらいで卒業して、そのあとは新しいウルトラマンが登場しても名前もわからなくなったけどね。

澪ちゃん「先生、なんの話をしているの。そんな話じゃないよ。ある日お姉ちゃんがとつぜん死んじゃったんだよ。ずっと一緒だったお姉ちゃんが消えてなくなったの。『なんで死んだの？』とお父さんやお母さんに聞いてもだれも答えてくれなかった。ひどい人は、お姉ちゃんは罰がくだって死んだといっていた。それが運命だったと。お姉ちゃんはなにも悪いことなんてしてなかったよ。なら、わたしだっていつか、罰がくだって死んでしまうのかも。『おやすみなさい』と自分の部屋に行って、このまま朝になっても目を覚まさないかも…とか、考えたことある？　こわくてしかたがない。だから命ってなんなのかを知りたい。」

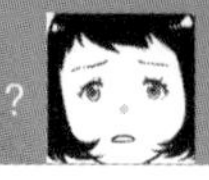

ありがとう、話してくれて。きっとお母さんやお父さんにもそうした気持ちを話したことがないのかもしれないね。そんな話をしたら大好きなお母さんやお父さんをこまらせてしまうかもしれないし。だから先生も、澪ちゃんに聞いてもらいたくて、命について必死に考えたんだ。もう少しだけ聞いてくれるかな？

澪ちゃん「（しゃくりあげながらうなづく）…。」

ではつづけるね。…ところがね、大人になってもう一度仮面ライダーやプリキュアにくわしくなったの。先生に子どもが生まれて、その子たちがテレビで夢中になって見始めたから。親として、食い入るようにテレビをながめる子どもたちと一緒に見るようになって、夏休みには映画館に新作を見に行ったりした。仕事がいそがしいときは映画館で寝てしまって子どもたちに怒られたこともあるけど、結構面白くて最後は泣いたこともあるくらい。そこで考えたんだ。たぶん、

先生が自分ひとりだけの人生を歩んでいたら、仮面ライダーやプリキュアをもう一度楽しむことはなかった。

そう思うんだ。

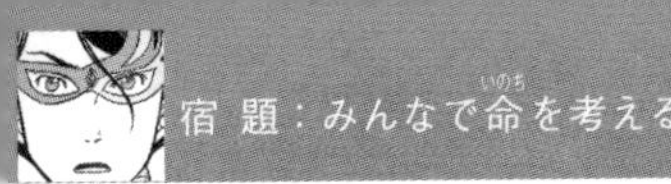

★命があるだけでだれかを幸せにできる

これから君たちはすきな人とデートをしたりラインをしたり、楽しいことがいっぱいあると思う。プレゼントをしてすきな人がよろこんでくれたらすごくうれしいし、一緒に遊びに行って楽しそうな笑顔を見られたら、みんなも笑顔になれるはず。

だれかという命があるおかげで、人生はとても豊かになる可能性を秘めている。

そう思うんだよね。それとは逆に、これからの人生で勉強や部活動でつらいことがあるかもしれない。もしかしたら今だれかにいじめられていて、死んでしまいたいと思っているかもしれない。大人になっても楽しいことばかりではないし、つらいことはたくさんある。でも、これだけは覚えておいてほしい。

あなたがこの世にいるというだけで、だれかは幸せなの。

あなたがこの世に存在しているというだけで、お父さん、お母さんはきっと幸せだし、もし残念なことに今そうじゃない状況にいたとしても、この先の人生であなたが生きているというだけで幸せを感じる人が必ず出てきます。そして、

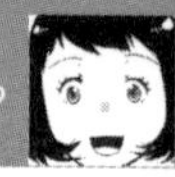

命というのは、命があるだけでだれかを幸せにできるもの。

犬や猫などペットを飼っている人もいるよね。言葉が通じなくても、命あるものとして近くにいてくれるだけで、うれしかったり楽しかったり、幸せな気分を感じることができる。犬や猫がだれかの役に立ちたいと思っているかどうかはわからないし、きっとそんなことは考えずに自由に生きていると思うけど、それでも、ペットと一緒にいるだけで幸せを感じることができる。それは「温もり」といいかえてもいいかもしれない。それと同じく、

あなたに命があるということは、ただそれだけでだれかの幸せにつながっている。

あなたはただ存在するだけ、それだけで意味があるのです。

澪ちゃん「存在するだけで、それだけで意味がある。」

うん、ただいてくれるだけでいい。だれも罰などくださない。いなくなってほしい命なんてない。それをみんなにつたえたいと思ってね。

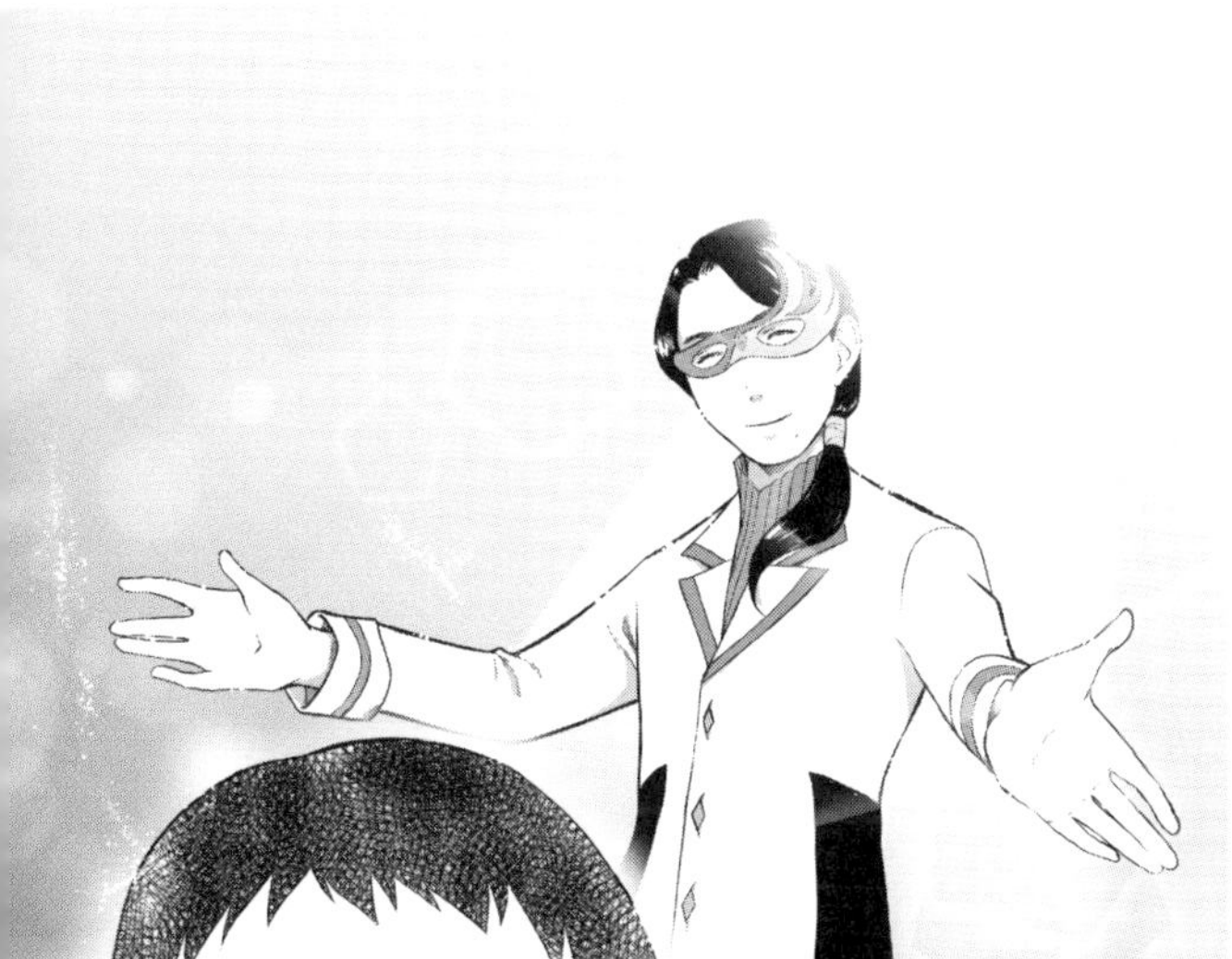

【マジカルドクターからの答え】
あなたひとりだけの命ではない。あなたがいるだけでだれかが幸せになれる。あなたの命がだれかの幸せや温もりとつながっている。そのつながりがあるかぎり、生き死にだけで命は測れない。だから命って、本当に尊いものなの。

おわりに

２０２０年、新型コロナウイルス感染症のパンデミックが始まり、子どもたちも大きな影響を受けました。突然の休校や学校行事の中止、身近なところでコロナに感染した人もいたかもしれません。テレビやインターネットでは毎日のようにコロナ関連の話題が取り上げられ、なにが真実かわからなくなった人もいたことでしょう。

義務教育に「医療」という科目はありません。

なので、子どもたちは病気や健康について「考える基礎」がないまま社会に出ることになります。

ＳＮＳでは、真面目で勤勉な大人がカルトに近い医療情報にハマってしまう状況を見てきました。医療情報を発信していると、一度間違った情報を信じてしまった人をそこから正しい方向に軌道修正するのはとても大変なことだとも感じました。

現実の世界では、大きな病気になってから医療を身近に感じる患者さんが多いようです。実際、そのような患者さんを診てきましたが、多くの人は戸惑い、手探りで解決策をさがします。病院の外には医師はいないですし、病気に対する正しい答えが用意されているわけでもありません。人は病気になって、はじめて医療のことを自分ごとと感じ、そこから勉強を始めるのです。

せめて子どものころから、「医療の土台となる考え方」だけでもふれておけば、大人になってからこまらないのではないかと思い、この本をつくりました。

つくり始めたのは新型コロナウイルス感染症が流行する前の時期でした。ぼく自身、病院でコロナ対応に追われ、原稿の仕上がりが大幅に遅れてしまいました。それでも担当編集の程田靖弘さんはじっくりと原稿を待ってくれました。丸善出版のみなさんがいなければこの本はできませんでした。心から感謝しています。また、全編にわたりすてきな漫画を描いてくれた漫画家の油沼さん。本書の帯に魅力的な推薦文を寄せてくれた糸井重里さん、本当にありがとうございました。

最後に、ここまで読んでくれた子どもたち、保護者のみなさん、ありがとうございました。いつか感想を聞かせてください。そして学校の先生方にも読んでもらえたらうれしく思います。

人生いつでも健康なわけではありません。心や体がつらいときもあります。そんなとき、立ち上がる助けとしてこの本が役立つことを願っています。

もうだいじょうぶ、あなたの心にはマジカルドクターがいます。

２０２１年10月吉日　大塚　篤司

教えて！マジカルドクター
病気のこと、お医者さんのこと

令和3年11月30日　発　行

著　者　大　塚　篤　司
漫　画　油　　　　沼

発行者　池　田　和　博

発行所　丸善出版株式会社
〒101-0051　東京都千代田区神田神保町二丁目17番
編集：電話(03)3512-3262／FAX(03)3512-3272
営業：電話(03)3512-3256／FAX(03)3512-3270
https://www.maruzen-publishing.co.jp

組版印刷・株式会社 真興社／製本・株式会社 星共社

ISBN 978-4-621-30657-4　C 0047　Printed in Japan